I0611718

सफल घरेलू इलाज

डॉ. आर.पी. पाराशर
(आयुर्वेदर विशेषज्ञ एवं मनोचिकित्सक)

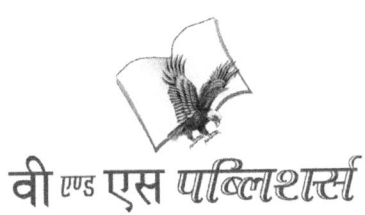

वी एण्ड एस पब्लिशर्स

चिकित्सा एवं स्वास्थ्य पर सर्वश्रेष्ठ पुस्तकें

योग और भोजन द्वारा रोगों का इलाज	₹ 96/-
योगासन एवं साधना	₹ 96/-
रोग पहचानें उपचार जानें	₹ 96/-
स्वस्थ रहने के 51 सुझाव	₹ 96/-
स्वास्थ्य संबंधी गलतफ़हमियां	₹ 96/-
सफल घरेलू इलाज	₹ 96/-
सर्वसुलभ जड़ी-बूटियों द्वारा रोगों का इलाज	₹ 135/-
हृदय रोग : क्या है, क्यों होता है और कैसे बचें	₹ 96/-
न्यू लेडीज हेल्थ गाइड	₹ 150/-
एक्युप्रेशर चिकित्सा	₹ 96/-

वी एण्ड एस पब्लिशर्स की पुस्तकें

देश-भर के रेलवे, रोडवेज़ तथा अन्य प्रमुख बुक स्टॉलों पर उपलब्ध हैं। अपनी मनपसंद पुस्तकों की किसी भी नजदीकी बुक स्टॉल से मांग करें। यदि न मिलें, तो हमें पत्र लिखें। हम आपको तुरंत वी.पी.पी. द्वारा भेज देंगे। इन पुस्तकों की निरंतर जानकारी पाने के लिए विस्तृत सूची-पत्र मंगवाएं या हमारी वेबसाइट देखें

www.vspublishers.com

प्रकाशक

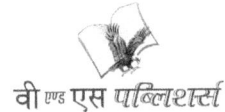

वी एण्ड एस पब्लिशर्स

FA2/16, अंसारी रोड, दरियागंज, नयी दिल्ली-110002
23240026, 23240027 • फैक्स: 011A23240028
EAmail: info@vspublishers.com • *Website:* www.vspublishers.com

शाखाः हैदराबाद
5A1A707/1, ब्रिज भवन (सेन्ट्रल बैंक ऑफ इण्डिया लेन के पास)
बैंक स्ट्रीट, कोटी, हैदराबाद-500 095
040A24737290
EAmail: vspublishershyd@gmail.com

फ़ॉलो करें:

किसी प्रकार सम्पर्क हेतु एसएमएस करें: **VSPUB** to **56161**

हमारी सभी पुस्तकें **www.vspublishers.com** पर उपलब्ध हैं

© **कॉपीराइट:** वी एण्ड एस पब्लिशर्स

ISBN 978-93-814486-6-3

संस्करण: 2013

भारतीय कॉपीराइट एक्ट के अन्तर्गत इस पुस्तक के तथा इसमें समाहित सारी सामग्री (रेखा व छायाचित्रों सहित) के सर्वाधिकार प्रकाशक के पास सुरक्षित हैं। इसलिए कोई भी सज्जन इस पुस्तक का नाम, टाइटल डिजाइन, अन्दर का मैटर व चित्र आदि आंशिक या पूर्ण रूप से तोड़-मरोड़ कर एवं किसी भी भाषा में छापने व प्रकाशित करने का साहस न करें, अन्यथा कानूनी तौर पर वे हर्जे-खर्चे व हानि के जिम्मेदार होंगे।

मुद्रक: परम ऑफसेटर्स, ओखला, नयी दिल्ली-110020

पेट संबंधी रोग

अजीर्ण
(Dyspepsia)

कारण

भोजन और नींद में अनियमितता होने, भारी (गरिष्ठ) व चिकनाई युक्त भोजन अधिक मात्रा में कुछ दिनों तक लगातार करते रहने, शारीरिक श्रम का अभाव होने तथा ईर्ष्या, भय, चिंता, क्रोध आदि मानसिक कारणों से यह रोग उत्पन्न होता है।

लक्षण

शरीर के पाचक रसों की उत्पत्ति में गड़बड़ी होने तथा आमाशय की प्रेरक गति प्रभावित होने से जब भोजन ठीक प्रकार से नहीं पचता है, तो पेट में भारीपन और बेचैनी-सी रहती है। दिन में कई बार शौच जाने के बावजूद पेट साफ नहीं हो पाता। इससे ऐसी अवस्था उत्पन्न हो जाती है कि हलका एवं समय पर किया हुआ भोजन भी नहीं पच पाता है।

घरेलू चिकित्सा

- अदरक का एक-एक चम्मच रस दिन में दो बार नमक या गुड़ के साथ भोजन के पूर्व लें।
- सोंठ का आधा चम्मच चूर्ण दिन में दो बार गर्म पानी के साथ लें।
- एक नीबू का रस दिन में तीन बार भोजन के बाद गर्म पानी से लें।
- छोटी हरड़ का चूर्ण आधा चम्मच की मात्रा में दिन में दो बार गुड़ या नमक के साथ भोजन से पहले लें।

- काली मिर्च एवं नमक, दो-दो चुटकी, कटे हुए आधे नीबू पर रखकर आंच पर गर्म करके भोजन के बाद दिन में तीन बार चूसें।
- भोजन से पहले 100 ग्राम खुबानी खाएं।
- आंवलों का रस पांच से छह चम्मच, एक चम्मच पानी मिलाकर दिन में तीन बार लें।
- भोजन के बाद चुटकी भर अजवायन पीस कर लें।
- काला नमक व देसी अजवायन 1 : 4 के अनुपात में किसी शीशे या चीनी मिट्टी के बरतन में डालकर, नीबू का इतना रस निचोड़ें कि दोनों वस्तुएं उसमें डूब जाएं। इस बरतन को छाया में रखकर सुखाएं। सूखने पर नीबू के रस में पुनः डुबो दें। यह क्रिया सात बार करें। यह मिश्रण 2 ग्राम की मात्रा में सुबह-शाम भोजन के बाद गुनगुने पानी के साथ लें। अजीर्ण के अतिरिक्त पेट के अन्य रोगों, उल्टियां आने और जी मिचलाने में भी यह मिश्रण अत्यंत लाभदायक है।
- तुलसी के दस पत्ते पीसकर इसमें नमक मिलाकर शरबत की तरह पिएं।
- रोगी को मोठ की दाल खिलाएं।
- कचरी के चूर्ण में सेंधा नमक मिलाकर गर्म पानी या मट्ठे के साथ दें।
- फलों में पपीता या अमरूद अथवा दोनों मिलाकर इसमें काला नमक, काली मिर्च व इलायची मिलाकर भोजन से पहले लें। भोजन इतना करें कि पेट कुछ खाली रहे।
- सब्जियों में टमाटर अजीर्ण में बहुत लाभदायक है। प्रातःकाल खाली पेट, कटे हुए टमाटरों पर काला नमक व काली मिर्च डालकर लें।
- गाजर अथवा टमाटर का रस प्रातः व सायं लेने से भी इस रोग में बहुत लाभ मिलता है। दोनों का रस मिलाकर भी ले सकते हैं। यह रस सुबह के समय खाली पेट व शाम को भोजन से एक घंटा पहले लें।
- टमाटर के रस की जगह इसका सूप भी लिया जा सकता है। इसी प्रकार कच्चे प्याज के पत्तों से बना सूप भी लिया जा सकता है। रस या सूप दोनों में काली मिर्च व काला नमक डालकर लें।
- फलों में अनार या फालसे का रस भी पेट के रोगों में अच्छा कार्य करता है। लंबे समय तक प्रयोग करने के लिए अनार का शरबत बनाकर रखा जा सकता है।

भोजन एवं परहेज

- अजीर्ण में हलका भोजन लें। चावल व मूंग की दाल की 1 और 2 के अनुपात में बनी खिचड़ी रोगी को लेनी चाहिए। रोटी के साथ मूंग की दाल या हरी सब्जी (घिया, तोरी, टिंडा, पालक आदि) का प्रयोग किया जा सकता है।
- रोटी बनाते समय उसमें 7-8 दाने अजवायन के डाल लें।
- अजीर्ण के रोगी को तला हुआ व गरिष्ठ भोजन नहीं करना चाहिए। घी या तेल की मात्रा भोजन में न्यूनतम हो।
- उड़द की दाल, दही आदि का प्रयोग भी रोगी को नहीं करना चाहिए।
- मूंगफली व केले जैसे फलों का भी प्रयोग नहीं करना चाहिए।
- भोजन के बाद एक गिलास छाछ (मट्ठा) का प्रयोग अजीर्ण में विशेष रूप से फायदेमंद है, किंतु छाछ में से मक्खन पूरी तरह निकाल लिया गया हो, अन्यथा मक्खन पाचकाग्नि को और मंद कर देगा। छाछ में अजवायन, भुना व पिसा जीरा तथा काला नमक डालकर लें। यदि छाछ मिलना संभव न हो, तो भोजन के बाद गर्म पानी पिएं। यह पानी उबालने के बाद इतना ठंडा कर लेना चाहिए कि उसे घूंट-घूंट कर आसानी से पीया जा सके।

आयुर्वेदिक औषधियां

अजवायन का अर्क 15 से 20 मि.ली. दिन में दो-तीन बार बराबर की मात्रा में गर्म पानी मिला कर दें। भोजन के बाद कुमारी आसव या रोहितकारिष्ट 15 से 20 मि.ली. तीन बार लें। अजीर्ण के साथ यदि यकृत की कार्यप्रणाली ठीक न हो, तो आरोग्यवर्धिनीवटी का प्रयोग ताप्यादिलौह अथवा यकृदारि लौह के साथ कराएं। आंवला चूर्ण, लवण भास्कर चूर्ण, हिंग्वाष्टक चूर्ण या शिवक्षार पाचन चूर्ण भोजन के बाद एक-एक चम्मच गर्म पानी के साथ दें। रात को सोते समय एक चम्मच त्रिफला का चूर्ण लें।

पेटेंट औषधियां

सीरप ओजस (चरक), वज्रकल्क, पाचक पिप्पली (धूतपापेश्वर), पंचारिष्ट (झंडु) या पंचासव (बैद्यनाथ) या जिमनेट सीरप व गोलियां (एमिल), गैसोल गोलियां व सैन. डी. जाइम सीरप (संजीवन) का प्रयोग भी अजीर्ण में लाभदायक है।

11

कई बार किसी वस्तु विशेष का अधिक मात्रा में सेवन करने से भी अजीर्ण की स्थिति उत्पन्न हो सकती है। रसोईघर में विद्यमान निम्नलिखित वस्तुओं के प्रयोग से ऐसे अजीर्ण में तुरंत फायदा होता है :

अजीर्णकारी द्रव्य	अजीर्णनाशक द्रव्य
1. अमरूद	काला नमक, काली मिर्च व लौंग पीसकर चूसना।
2. आम	1 ग्राम सोंठ और गुड़ मिलाकर चूसना।
3. इमली	गुड़
4. उड़द की दाल	शक्कर या गुड़ में हींग मिलाकर, गोली बनाकर दो घूंट गर्म पानी से लें।
5. केला	दो छोटी इलायची चबाकर खाएं।
6. खरबूजा	मिसरी अथवा चीनी मिलाकर
7. खीर	काली मिर्च
8. गन्ना	बेर (4 से 6)
9. घी	काली मिर्च व काले नमक वाली चाय
10. चने की दाल	सिरका
11. चावल	अजवायन या गर्म दूध
12. जामुन	नमक
13. तरबूज	लौंग व काला नमक
14. दही	काला नमक व पिप्पली
15. पनीर	गर्म पानी
16. पूरी/कचौड़ी	गर्म पानी/चाय (नमक से बनी)
17. बाजरा/मकई	छाछ
18. बेर	सिरका/गन्ना
19. मटर	सोंठ, काली मिर्च
20. मूंगफली	गुड़
21. मूली	मूली के पत्ते
22. लड्डू	पिप्पली, लौंग
23. शकरकंदी	गुड़
24. नारियल	चावल का धोवन
25. अधिक भोजन	जमीरी नीबू का रस
26. गेहूं की रोटी	ककड़ी

कब्ज
(Constipation)

कारण

फल, हरी सब्जियों, सलाद आदि में विद्यमान रेशा मल त्याग हेतु आंत की प्रेरक गति के लिए आवश्यक है। भोजन में लगातार इनका सर्वथा अभाव या बिल्कुल कम मात्रा, कब्ज का मुख्य कारण है। इसी प्रकार अन्न के चोकर में विद्यमान विटामिन बी भी इस क्रिया में महत्त्वपूर्ण भूमिका निभाता है और छिलकारहित अनाज जैसे मैदा, बिना चोकर का पतला आटा, मशीन का पालिश किया हुआ चावल यदि लंबे समय तक भोजन में लिए जाएं, तो कब्ज़ उत्पन्न करते हैं। यकृत से निकलने वाला पाचक पित्त भी आंत की इस क्रिया में सहायक होता है और यकृत का कोई रोग होने पर भी कब्ज हो सकता है। आलस्य, शारीरिक श्रम का अभाव, मोटापा, पीलिया, कमजोरी, मधुमेह, क्षयरोग, बुढ़ापा आदि अन्य ऐसे कारण हैं, जिनसे आंतें निर्बल हो जाती हैं। आंतों की निर्बलता के कारण उनकी क्रियाशीलता और कार्यशीलता प्रभावित होने से कब्ज़ हो सकता है। बराबर अजीर्ण के कारण तथा पेट में गैस अधिक बनने के कारण भी मल का निष्कासन भली-भांति नहीं हो पाता। तंबाकू व अन्य नशीले पदार्थों के सेवन, प्रोस्टेट ग्रंथि में सूजन, आंत में कैंसर या टी.बी. होने से भी कब्ज़ बना रहता है। किसी स्थान का पानी भारी होना भी कब्ज़ का कारण बन सकता है। चिंता, शोक, क्रोध, विक्षुब्धता, उदासी, अवसाद, अप्रसन्नता, तनाव आदि मानसिक कारणों से भी पाचक रसों और आंतों की कार्यप्रणाली प्रभावित होती है, जो अंततः कब्ज़ का कारण बनती है। पेट में कीड़े होने के कारण भी कब्ज हो सकता है।

लक्षण

मल त्याग कठिनता से होता है, कई बार शौच जाने के बावजूद पेट साफ नहीं होता। पेट में भारीपन बना रहता है, मल चिकनाईयुक्त रहता है, शरीर में स्वाभाविक स्फूर्ति नहीं रहती, पेट में गैस बनी रहती है व भूख में क्रमशः कमी आती है। लंबे समय तक कब्ज़ बने रहने की स्थिति में पेट में दर्द, खट्टी डकारें व पेट में जलन शुरू हो जाती है।

घरेलू चिकित्सा

कब्ज़ की चिकित्सा भी उसके कारण के अनुसार करनी चाहिए :

* भोजन और खाने की आदतों में सुधार लाना आवश्यक है। यदि भोजन में फल, हरी सब्जियों, सलाद आदि रेशे युक्त पदार्थों की कमी है, तो इनकी पर्याप्त मात्रा लेनी चाहिए।
* मैदा का प्रयोग भोजन में बंद कर चोकरयुक्त आटे की रोटी खाना शुरू करें, मशीन का साफ किया हुआ चावल या पालिश किए हुए अनाज का प्रयोग बंद कर दें।
* पानी दूषित या भारी होने की स्थिति में उबाल कर पिएं। गरिष्ठ भोजन का त्याग कर हलका व सुपाच्य भोजन लें।
* मरीज को चिंता, शोक, भय, अवसाद आदि मानसिक भावों का त्याग कर प्रसन्नचित रहने की आदत डालनी चाहिए।
* सुबह खाली पेट एक सेब छिलके सहित खाएं।
* सुबह खाली पेट पपीते की फांक पर काला नमक, काली मिर्च व नीबू डाल कर लें। दोपहर व रात के भोजन में भी पपीते का प्रयोग करें।
* नाश्ते में एक चम्मच गुलकंद को एक गिलास संतरे के रस के साथ लें।
* सुबह-शाम नारियल का एक-एक गिलास पानी पिएं।
* पके हुए आम का रस गर्म दूध के साथ लें।
* गेहूं के चोकर की चाय बनाकर लें। चोकर को 6 गुना पानी में उबालकर उसमें शहद व नीबू मिलाकर रात को सोते समय लें।
* एरंड का तेल चार चम्मच रात को सोते समय गर्म दूध के साथ लें। अथवा 4 चम्मच एरंड का तेल तथा सोंठ का काढ़ा बराबर मात्रा में मिलाकर प्रातः काल लें।
* पके हुए बेल का गूदा गुड़ के साथ रात को सोते समय लें।
* सुबह खाली पेट एक गिलास गुनगुने पानी में एक नीबू व एक चम्मच शहद मिलाकर लें।
* बेलगिरी का गूदा गुड़ या शक्कर के साथ रात को सोने से पहले लें।
* दो-तीन सूखे अंजीर रात-भर पानी में भिगोकर रखें। अगली सुबह एक चम्मच शहद के साथ लें। यदि मधुमेह के कारण कब्ज़ हो, तो सिर्फ अंजीर के बीज ही एक चम्मच शहद के साथ लें, गूदा नहीं।

+ रात-भर पानी में भिगोकर रखे गए दो सूखे आंवले या दो ताजे आंवले का गूदा सुबह एक चम्मच शहद में मिलाकर लें।

+ संतरे, बेल, अनार या नीबू का शरबत 20 से 40 मि.ली., दिन में तीन बार लें।

+ काबुली (पीली) हरड़ रात को पानी में भिगो दें। सुबह हरड़ को भिगोए हुए पानी में रगड़ें व थोड़ा-सा नमक मिलाकर पिलाएं। एक हरड़ 5-7 दिन काम देगी। महीने भर में पुरानी-से-पुरानी कब्ज़ दूर हो जाएगी।

+ 20 मुनक्के एक गिलास दूध में उबालकर रात को सोने से पहले पिएं, ऊपर से बचा हुआ दूध पी लें।

+ एक भाग सोंठ, पांच भाग त्रिफला और पांच भाग सौंफ को बारीक कूटकर छान लें। बाद में इसमें पांच भाग बादाम की गिरी और तीन भाग मिसरी मिलाकर कूट लें। रात को सोने से पहले यह 1 चम्मच दवा दूध के साथ लेने से कब्ज़ खत्म हो जाती है।

+ हींग, सेंधानमक और शहद बराबर मात्रा में लेकर मिलाएं तथा एक से दो इंच लंबी व डेढ़ इंच मोटी बत्ती बनाएं। इस बत्ती को घी से चिकना कर गुदा मार्ग में डालें।

+ एक-एक चम्मच बादाम रोगन गर्म दूध से सुबह-शाम लें।

+ बथुए की सब्जी का प्रयोग अधिक करें, इसमें तेल न डालें, केवल थोड़े-से सेंधा नमक का प्रयोग करें। बथुए का रायता भी कब्ज़ में लाभदायक है। बथुए के उबले हुए पानी में नीबू का रस, जीरा, काली मिर्च, सेंधा नमक मिलाकर दिन में तीन बार पिएं।

+ सौंफ को तवे पर भूनें। अधभुनी अवस्था में इसे उतार लें और सुबह-शाम भोजन के बाद इसका सेवन चबाकर करें।

+ रात को भोजन के साथ एक या दो अमरूद खाएं। नाश्ते में यदि सिर्फ अमरूद लिया जाए, तो कब्ज़ के साथ-साथ अफ़ारा, पेट गैस आदि अनेक रोगों में फायदा होता है। काला नमक, काली मिर्च व नीबू स्वाद के अनुसार प्रयोग करें।

+ पके हुए 2 केले नियमित रूप से रात को खाएं।

+ रात को सोने से पहले एक गिलास गर्म पानी में एक चम्मच नीबू का रस मिलाकर लें।

+ सुबह खाली पेट तरबूज खाएं या तरबूज का रस पिएं।

- सुबह खाली पेट एक गिलास संतरे के रस में एक चम्मच गुलकंद मिलाकर लें।
- खाली पेट छिलके सहित सेब खाएं।
- खुबानी में सैल्युलोज व पैक्टिन पर्याप्त मात्रा में होता है, अंतः कब्ज़ के रोगी को रात को खुबानी खिलाएं।

आयुर्वेदिक औषधियां

पंचसकार चूर्ण, मधुयष्टि चूर्ण, त्रिफला चूर्ण, आंवला चूर्ण या काली हरड़ (घी में भुनी हुई) किसी का भी एक चम्मच चूर्ण सोते समय गर्म पानी के साथ लें। इच्छाभेदी रस की 1 गोली गर्म पानी के साथ ले सकते हैं। अभयारिष्ट अथवा कुमारी आसव 4 से 8 चम्मच की मात्रा में रात को सोते समय गर्म पानी मिलाकर लें।

पेटेंट औषधियां

एमलैक्स गोलियां व पाउडर (माहेश्वरी), एक चम्मच कब्जहर चूर्ण (बैद्यनाथ) या नेचर केयर (डाबर) अथवा रैगूलैक्स फोर्ट गोलियां (चरक) व हरबोलैक्स गोलियां (हिमालय) को प्रयोग किया जा सकता है।

अफारा व पेट दर्द
(Flatulence & Abdominal Colic)

कारण

आहार-विहार की गड़बड़ी के कारण जब लंबे समय तक अग्नि मंद रहे और चिकित्सा न की जाए तो पाचन तंत्र अत्यधिक बिगड़ जाता है। दूसरे शब्दों में, अजीर्ण की उपेक्षा करने पर यह रोग उत्पन्न होता है। कब्ज़ और अजीर्ण की चिकित्सा न होने से पेट में वायु और मल का अवरोध हो जाता है। अफारा होने पर तुरंत कोई चिकित्सा न की जाए, तो पेट में भयंकर दर्द शुरू हो सकता है, जिसे उदरशूल या वायुशूल कहते हैं।

लक्षण

पेट में मल और वायु का अवरोध हो जाने के कारण रोगी का पेट फूल जाता है। रोगी को घबराहट और बेचैनी रहती है, उसे लेटकर या बैठकर किसी भी अवस्था

में चैन नहीं मिलता। कभी-कभी वायु और मल का यह अवरोध इतना तीव्र होता है कि रोगी को भयंकर पेट दर्द होता है और रोगी दर्द से चिल्लाता है।

घरेलू चिकित्सा

- जम्बीरी नीबू का रस, अजवायन और सेंधा नमक मिलाकर सेवन करने से अफारे में तुरंत आराम मिलता है।
- नीबू के रस में जायफल घिसकर चाटने से वायु अवरोध शीघ्र ही समाप्त हो जाता है।
- सोंठ के चूर्ण (1 चम्मच) में थोड़ा-सा काला नमक मिलाकर गुनगुने पानी से दें।
- आधा चम्मच पिसी हुई अजवायन में चुटकी भर काला नमक मिलाकर आधा कप गर्म पानी से दें।
- पेट में तेज दर्द हो, तो घी में हींग और नमक डालकर गर्म करें तथा रोगी की नाभि पर व नाभि के चारों ओर मल दें। इसके साथ-साथ नीबू के रस में भुनी हुई हींग व नमक डालकर दो-दो चम्मच की मात्रा में कई बार पिलाएं।
- अदरक व प्याज का रस मिलाकर तीन-तीन चम्मच रोगी को दें।
- अदरक को पीसकर उसमें नमक, जीरा व नीबू डालकर, सूप बनाकर रोगी को दें।
- अजवायन को नीबू के रस में भिगोकर रखें व छाया में सुखाएं। सूखने पर उसका चूर्ण बना लें व काला नमक मिला लें। इसमें से एक चम्मच चूर्ण गर्म पानी के साथ दें।
- अजवायन व सोंठ को बराबर मात्रा में पीसकर रख लें। फिर थोड़ा-सा काला नमक मिलाएं। यह चूर्ण 1 चम्मच की मात्रा में गर्म पानी के साथ दें।
- एक चम्मच प्याज के रस में बराबर की मात्रा में शहद मिलाकर दें।
- नीम के फूल या तुलसी के पत्ते पीसकर पेट पर लेप करें।
- सरसों व चावल बराबर मात्रा में पीसकर एक कटोरी पानी में उबालें। खिचड़ी की तरह गाढ़ी हो जाने पर एक कपड़े पर फैला दें व पेट पर रखें।
- एक चम्मच सौंफ को एक कप गर्म पानी में उबाल कर दें। सौंफ की जगह एक चम्मच शहद या गुलाब जल को गर्म पानी के साथ दे सकते हैं।
- पुदीने के 10-15 पत्ते 1 कप पानी में उबालकर पिलाने से उदरशूल व अफ ारे में तुरंत लाभ मिलता है।

- धनिया, लौंग व जायफल बराबर मात्रा में पीसकर चूर्ण बना लें। यह आधा चम्मच चूर्ण चुटकी भर कपूर के साथ गुनगुने पानी से दें।
- मेथी के दाने भूनकर चूर्ण बना लें व एक चम्मच की मात्रा में गर्म पानी के साथ दें।
- कलौंजी, काली मिर्च और सोंठ बराबर मात्रा में मिला लें। इसमें से यह 2 चुटकी चूर्ण 1 कटोरी गर्म पानी के साथ दें।
- 4 चम्मच अनार के फूलों का रस मिलाकर दें।
- धनिया, सौंफ व सोंठ बराबर मात्रा में लेकर चूर्ण बनाएं। 1 चम्मच चूर्ण व चुटकी भर हींग को 1 कटोरी गर्म पानी से दें।
- तुलसी के 20 पत्ते पीसकर चटनी बना लें व इसे नाभि के चारों ओर पेट पर लेप करें।
- दिन में तीन बार संतरे के रस का प्रयोग करें।

भोजन एवं परहेज

गरिष्ठ और रूखा भोजन नहीं करना चाहिए। नीबू, हींग, अदरक, मूली, प्याज आदि चीजें इस रोग में विशेष रूप से फायदेमंद होती हैं।

आयुर्वेदिक औषधियां

अग्निमुख चूर्ण, हिंग्वाष्टक चूर्ण, शंखभस्म, अग्नितुण्डी वटी, शंखवटी, रसानादिवटी आदि। पेट दर्द के लिए नरसरादि चूर्ण, कुवेराक्ष वटी का प्रयोग भी किया जा सकता है।

पेटेंट औषधियां

गैसेक्स गोलियां (हिमालय), गारलिल गोलियां (चरक), झण्डुजाइम गोलियां (झण्डु), शूल वज्रनी वटिका (आर्य वैद्यशाला)।

अम्लपित्त

(Peptic Ulcer)

कारण

अचार, मिर्च, मसाले, सिरके, मदिरा, तले हुए या चटपटे भोजन, चाय आदि पदार्थों का अधिक मात्रा में व लंबे समय तक सेवन किया जाए, तो अम्लपित्त

और परिणामशूल नामक रोग हो जाते है। विक्षोभशील व्यक्तियों में यह रोग अधिक पाया जाता है, क्योंकि ऐसे व्यक्तियों में चिंता, तनाव, शोक, भय, क्रोध आदि मानसिक भावों के कारण वेगस नाड़ी की क्रियाशीलता बढ़ जाती है, जिससे आमाशय में स्वाभाविक रूप से स्रवित होने वाले हाइड्रोक्लोरिक अम्ल (जो भोजन के पाचन के लिए आवश्यक है) की मात्रा बढ़ जाती है, जो इस रोग के लिए उत्तरदायी है। शुरू में रोग की उपेक्षा करने से अम्ल के कारण आमाशय में घाव बन जाते हैं। घाव बनने के बाद भी यदि रोग का उपचार न किया जाए, तो शल्य क्रिया के बिना चिकित्सा संभव नहीं हो पाती। यह रोग पुरुषों में स्त्रियों की तुलना में 10 गुणा अधिक होता है।

लक्षण

भोजन करने के लगभग तीन घंटे बाद पेट व छाती में जलन होने लगती है, रोगी को खट्टी डकारें आती हैं और पेट में दर्द शुरू हो जाता है। मुंह में खट्टा पानी भी आने लगता है। कुछ खा लेने अथवा उलटी कर देने से शांति मिल जाती है, क्योंकि उलटी करने से अम्लयुक्त खट्टा पानी बाहर निकल जाता है और कुछ खा लेने से तेजाब निष्क्रिय हो जाता है।

घरेलू चिकित्सा

- भोजन के बाद एक या दो लौंग मुंह में रखकर चूसने से अम्लपित्त में आराम मिलता है।
- गाजर का रस सुबह-शाम पीने से अम्ल रोग ठीक हो जाता है।
- काबुली (पीली) हरड़ के छिलके के चूर्ण में समान मात्रा में पुराना गुड़ मिलाकर छोटी-छोटी गोलियां बना लें व सुबह-शाम प्रयोग करें।
- खाना खाने के बाद सुबह-शाम लगभग 10 ग्राम गुड़ मुंह में रखकर चूसें।
- एक ताजा आंवला या उसका मुरब्बा या आंवले का चूर्ण शहद में मिलाकर दिन में तीन बार सेवन करें।
- सुबह-शाम 10-15 ग्राम सौंफ का काढ़ा बनाकर पिएं।
- अदरक के 3 से 4 चम्मच रस में बराबर की मात्रा में अनार का रस मिला कर लें।
- एक चम्मच मेथी के बीजों का चूर्ण दूध या छाछ के साथ सुबह-शाम दें।

- पुदीने की 10 पत्तियां पीसकर, 1 कटोरी पानी में मिलाकर सुबह-शाम दें।
- कच्चे नारियल का रस एक-एक गिलास दिन में तीन बार पिएं।
- बेलगिरी के पके फल का शरबत पिएं।
- केले की जड़ सुखाकर, जलाकर राख कर लें। एक चौथाई चम्मच शहद में मिलाकर सुबह-शाम लें।
- एक केला एक गिलास दूध के साथ प्रतिदिन सुबह-शाम लें।
- रोगी को दिन में तीन-चार बार अंगूर खिलाएं। यदि रोगी को कुछ दिन सिर्फ अंगूर खिलाए जाएं या अंगूर का रस पिलाया जाए, तो चमत्कारिक लाभ होता है।
- रोगी को चकोतरे का सेवन दिन में कई बार कराएं।

आयुर्वेदिक औषधियां

अविपत्तिकर चूर्ण, दशांग क्वाथ, धात्री लौह, कामदुधा रस, लीला विलास रस, सूतशेखर रस, शंख भस्म आदि।

पेटेंट औषधियां

डाइजैम सीरप व ड्राप्स (माहेश्वरी), आमलकी गोलियां (एमिल), अल्सरेक्स गोलियां (चरक), डिवाइन अन्ताम्ल (बी.एम.सी.), सूक्तिन गोलियां (एलारसिन), आम्लान्त गोलियां (महर्षि आयुर्वेद), गैसान्तकवटी, अम्लपित्त मिश्रण (धूतपापेश्वर) अम्लपित्त में अत्यन्त लाभकारी हैं।

वमन
(Vomiting)

कारण

वमन या उलटी आना वास्तव में कोई स्वतंत्र रोग न होकर किसी अन्य रोग का लक्षण है। इन रोगों में प्रमुख हैं—अजीर्ण, अम्लपित्त, आहार-विषाक्तता, विषाक्तता, आमाशय के निचले भाग में अवरोध, आमाशय में कैंसर या टी.बी. का संक्रमण, पित्ताशय शोथ, तीव्र वृक्क शोथ या पित्ताशय में पथरी तथा मूत्र-विष-संचार। सफर के दौरान भी कुछ व्यक्तियों को उलटी की शिकायत हो जाती है।

लक्षण

वमन में पचा हुआ या आधा-अधूरा पचा आहार पूर्णतः या आंशिक रूप से मुख से बाहर निकल जाता है।

घरेलू चिकित्सा

चूंकि वमन कई रोगों का लक्षण है, अतः लक्षणों के अनुसार रोग का निदान करके ही वमन की चिकित्सा की जाती है। लाभ न होने पर किसी अन्य रोग की संभावना को ध्यान में रखते हुए तुरंत चिकित्सक से संपर्क करना चाहिए। उलटी के प्रारंभिक लक्षणों में निम्नलिखित चिकित्सा दी जा सकती है :

- दो भाग सौंफ़, दो भाग खांड़ व एक भाग सफेद जीरा बारीक पीसकर चूर्ण बना लें। आधा चम्मच से एक चम्मच की मात्रा दो सप्ताह तक लेने से अजीर्ण व अम्लपित्त जन्य वमन में फायदा होता है।

- दो लौंग कूटकर आधा कटोरी पानी में उबालें। पानी आधा बचा रहने पर उसे छानकर स्वाद के अनुसार मिसरी मिलाकर लें।

- छाया में सुखाई हुई तुलसी की पत्तियां दो भाग, अजवायन दो भाग, सेंधानमक एक भाग, तीनों को कूट-पीसकर चूर्ण बना लें। यह चूर्ण आधा चम्मच की मात्रा में गुनगुने पानी के साथ लेने से वमन में तुरंत आराम मिलता है। वृक्क शोथ जन्य वमन में यह चूर्ण सुबह-शाम लेने से वमन और वृक्क शोथ, दोनों में आराम मिलता है।

- सूखे नारियल की जटा को जलाकर राख कर लें। इस भस्म को पीसकर व छानकर एक ग्राम की मात्रा में एक घूंट ताजे पानी के साथ देने से उल्टियां आनी तुरंत रुक जाती हैं।

- पिपरमेंट जीभ पर रखने से वमन रुक जाता है।

- कपूर का अर्क पीने से उलटी रुक जाती है।

- अजवायन का सत, कपूर व पिपरमेंट को एक शीशी में मिलाकर रखें। तीनों पिघल कर जब द्रव रूप बन जाएं, तो यह मिश्रण अमृतधारा कहलाता है। दो घूंट पानी में 3-4 बूंद डालकर पिलाने से उलटी तुरंत रुक जाती है।

- दो चम्मच तुलसी का रस, दो चम्मच शक्कर या मिसरी तथा आधा चम्मच पिसी हुई छोटी इलायची के बीज एक कप पानी में मिलाकर लें।

- बच्चों को उलटी होती हो, तो तुलसी के बीज शहद में मिलाकर चटाएं।

- शहद के स्थान पर तुलसी के बीजों को दूध में भी पीसकर दिया जा सकता है ।
- यदि बुखार के साथ उलटी हो रही हो, तो मिसरी पीसकर तुलसी के रस में मिलाकर दें । तुरंत आराम मिलता है ।
- बस में सफर के दौरान जिन व्यक्तियों को वमन की शिकायत होती हो, उन्हें सफर से एक घंटा पूर्व एक लौंग चूस लेनी चाहिए । सफर के दौरान भी दो-दो घंटे बाद एक लौंग चूसते रहना चाहिए ।
- उबकाई आने व जी मिचलाने पर कागजी नीबू काटकर, उस पर सेंधानमक व काली मिर्च लगाकर धीरे-धीरे चूसें । तुरंत आराम हो जाएगा ।
- मीठे नीम के 10 पत्ते एक गिलास गर्म पानी में पीसकर 2 घंटे के लिए डाल दें । ठंडा होने पर आधी-आधी कटोरी दिन में तीन बार लें ।
- रोगी को सुबह-शाम अनार का रस पिलाएं ।

आयुर्वेदिक औषधियां

मयूर पिच्छ भस्म, शटी प्रकंद चूर्ण, एलाचूर्ण का प्रयोग वमन को रोकने हेतु लाभदायक है ।

पेटेंट औषधियां

वोमिटैब सीरप व कैप्सूल (चरक), यवानी खाण्डव (धूतपापेश्वर) वमन की चिकित्सा में अत्यन्त लाभदायक हैं ।

दस्त (अतिसार)
(Diarrhoea)

कारण

जब खाया हुआ भोजन बिना पचे या आधी पची हुई अवस्था में खाने के छह-सात घंटे के अंदर ही वेग के साथ, पतले मल के रूप में निकलने लगे, तो ऐसी अवस्था दस्त या अतिसार कहलाती है । इस रोग में भोजन के सूक्ष्म अंशों युक्त द्रव को ग्रहण करने की आंत की शक्ति बहुत घट जाती है । जिन बच्चों को आरंभ से ही मां का दूध नहीं मिल पाता, वे भी अतिसार से पीड़ित रहते हैं ।

बासी, बिना ढका हुआ, खट्टा हो चुका भोजन (विशेषकर बरसात व गर्मी के मौसम में) करने से यह रोग होता है, क्योंकि ऐसा भोजन जीवाणुओं के संपर्क से अम्ल युक्त हो जाता है।

लक्षण

पेट में गुड़गुड़ाहट, दुर्गन्धयुक्त व पतले मल का बार-बार आना ही इस रोग के लक्षण हैं।

घरेलू चिकित्सा

- एक चम्मच अदरक का रस, आधी कटोरी उबले हुए गर्म पानी में मिलाकर एक-एक घंटे के अंतर से घूंट-घूंट कर पीते रहें। दो-तीन खुराक में ही आराम हो जाएगा।
- बेलगिरी का गूदा एक भाग, सूखा धनिया एक भाग और मिसरी दो भाग पीसकर रख लें। 1 चम्मच चूर्ण दिन में तीन बार दें।
- कच्चे दूध में नीबू निचोड़ कर पिलाने से दस्तों में तुरंत आराम मिलता है।
- भुनी हुई फिटकिरी एक भाग, दालचीनी दो भाग व कत्था दो भाग मिलाकर पीस लें। आधे चम्मच की मात्रा में दिन में तीन बार दें।
- धनिया 1 भाग, जीरा 1 भाग, आंवले का चूर्ण 2 भाग मिलाकर पानी में चटनी की तरह पीस लें। इस चटनी में स्वाद के अनुसार सेंधानमक मिलाकर चार-चार घंटे के अंतर से रोगी को चटाएं।
- सूखी बेलगिरी का गूदा, ईसबगोल, सौंफ और शक्कर बराबर मात्रा में लेकर चूर्ण बनाकर रख लें। एक-एक चम्मच मिश्रण दिन में तीन बार उबाल कर ठंडे किए हुए पानी से दें।
- प्याज को कूटकर ताजी दही में मिलाकर खिलाएं।
- सफेद जीरा व सौंफ बराबर मात्रा में लेकर तवे पर भूनकर पीस लें। यह चूर्ण ताजे दही में मिलाकर देने से अतिसार में तुरंत लाभ होता है।
- मीठे नीम के 20 पत्तों का रस एक चम्मच शहद में मिलाकर लें।
- खाना खाने के बाद छिलका उतारा हुआ सेब खाएं।
- रोगी को हर दो घंटे बाद एक-एक कटोरी घिया का रायता पिलाएं।

23

आयुर्वेदिक औषधियां

रामबाण रस, भुवनेश्वर रस, कर्पूर वटी, बिल्वादि चूर्ण, कुटजघनवटी, चातुर्भद्र चूर्ण आदि।

पेटेंट औषधियां

चन्द्रकला वटी (धूतपापेश्वर), अतिसार निरोधी वटी (ऊंझा), सनडेस्टो गोलियां (संजीवन), एमाइडो फोर्ट सीरप व गोलियां (एमिल), दीपन गोलियां (चरक), डायाडीन शरबत (चरक), डायारैक्स गोलियां (हिमालय) भी अतिसार में लाभदायक हैं।

पेचिश
(Dysentry)

कारण

जब आंव या रक्त मिश्रित चिकना मल थोड़ी-थोड़ी मात्रा में मरोड़, दर्द व जलन के साथ होता हो, तो इसे पेचिश (प्रवाहिका) रोग समझना चाहिए। यह रोग वर्षा व गर्मी के मौसम में विशेष रूप से तीर्थों, शिविरों, मेलों आदि में भोजन तथा जल के दूषित होने से फैलता है।

लक्षण

यह रोग एकाएक प्रारंभ होता है। पेट के निचले हिस्से में दर्द व मरोड़ के साथ दस्त शुरू होते हैं, जो पतले होते चले जाते हैं।

घरेलू चिकित्सा

- बेलगिरी के फल के गूदे का चूर्ण या ईसबगोल की भूसी एक चम्मच की मात्रा में उबालकर ठंडे किए हुए पानी के साथ दें।
- बेलगिरी के फल के गूदे का चूर्ण व काले तिल 3 : 2 के अनुपात में मिलाकर 1 चम्मच की मात्रा में दही के साथ तीन बार दें।
- ईसबगोल के बीज 1 चम्मच की मात्रा में आधी भुनी चीनी की बराबर मात्रा के साथ दिन में तीन बार दें।

- जायफल, लौंग, जीरा और सोहागा समान मात्रा में लेकर, कूटकर चूर्ण बनाएं। इसे एक-एक चम्मच छाछ के साथ दिन में तीन बार दें।
- तीन चम्मच धनिए का चूर्ण बराबर मात्रा में मिसरी लेकर पानी में घोलकर दिन में दो बार पिलाएं।
- नीबू का रस डालकर फाड़ा हुआ दूध तीन-तीन घंटे के अंतर से रोगी को दें।
- एक चम्मच ईसबगोल को सात-आठ चम्मच गुलाब जल में पकाएं व उसमें थोड़ा-सा दूध डालकर चार-चार घंटे के अंतर से रोगी को पिलाएं।
- एक भाग भुनी हुई सौंफ, एक भाग बिना भुनी सौंफ व दो भाग मिसरी को मिलाकर कूट-पीस लें। एक से डेढ़ चम्मच की मात्रा में उबले हुए पानी के साथ तीन बार दें।
- सूखा धनिया व बेलगिरी समान मात्रा में लेकर कूट लें। फिर इन दोनों के बराबर मिसरी मिला लें। एक चम्मच की मात्रा में दिन में तीन बार उबाल कर ठंडा किए हुए पानी के साथ दें।
- रोगी को सुबह-शाम आलू बुखारे खिलाएं।
- मीठे आम के 100 ग्रा. रस में 25 ग्रा. दही व 2 ग्रा. अदरक का रस मिलाकर सुबह-शाम रोगी को पिलाएं।
- सुबह खाली पेट एक पाव नाशपाती खाएं।
- बेलगिरी का शरबत दिन में चार-पांच बार दें।

आयुर्वेदिक औषधियां

बिल्वादि चूर्ण, शतपुष्पादि चूर्ण, चतुषष्टप्रहरी पिप्पली, कुटजारिष्ट, कुटज अवलेह, लघु गंगाधर चूर्ण।

पेटेंट औषधियां

मरोड़ हरण चूर्ण (शिवायु), एंटी डीसेन्ट्रोल (ऊंझा), अमीबिका गोलियां (बैद्यनाथ), दीपन गोलियां (चरक), एम्बीमैप गोलियां (महर्षि आयुर्वेद), एमाइडो फोर्ट गोलियां व सीरप (एमिल) भी पेचिश में प्रभावकारी हैं।

ग्रहणी (संग्रहणी)
(Sprue)

कारण

अतिसार या अजीर्ण की चिकित्सा न करने पर संग्रहणी रोग उत्पन्न होता है, जिसमें रोगी की अग्नि अत्यधिक मंद हो जाती है। समय पर और हलका किया हुआ भोजन भी रोगी पच नहीं पाता है।

लक्षण

रोगी कभी पतला और कभी सख्त मल विसर्जित करता है। पेट में भारीपन, गैस बनना, पेट में दर्द, भार एवं शक्ति का कम होते जाना, अवसाद, त्वचा में रूखापन आदि लक्षण रोगी में मिलते हैं।

घरेलू चिकित्सा

- सोंठ का चूर्ण आधी चम्मच की मात्रा में गर्म पानी के साथ सुबह-शाम लें।
- चावलों में चांगेरी के पत्तों का रस डालकर उबालें। इसे तीन चम्मच की मात्रा में दिन में 3 बार लें।
- काली मिर्च, काला नमक और चित्रक की जड़ समान भाग लेकर कूटें और छान कर रखें। इसे आधा-आधा चम्मच छाछ के साथ दिन में तीन बार दें।
- सोंठ, मिर्च, पिप्पली, दालचीनी, इलायची और तेजपात सभी एक-एक भाग तथा अनारदाना दो भाग लेकर चूर्ण बना लें। इन सबके वजन के बराबर शकर मिला दें। 1 से 3 ग्राम की मात्रा में मट्ठे के साथ सेवन करें।
- आम, जामुन और अम्बाड़ा की बराबर मात्रा में ली हुई 200 ग्रा. छाल को 16 गुना पानी में उबालें। आधा पानी शेष रह जाने पर उतार कर छान लें और इसमें पाव भर चावल डालकर पकाएं। खिचड़ी जैसी गाढ़ी हो जाने पर आंच पर से उतार लें और इसे ग्रहणी के रोगी को सुबह-शाम खाने को दें। सप्ताह भर में ही रोग से मुक्ति हो जाएगी।
- सूखे हुए आंवले को रात भर भिगोकर रखें या कच्चा आंवला लें। बराबर मात्रा में काला नमक डालकर बारीक पीसें। आधा-आधा ग्राम की गोली बनाकर छाया में सुखाएं व एक-एक गोली दिन में दो बार भोजन के बाद लें।

+ गाय के दूध से बना छाछ ग्रहणी के रोगी के लिए सर्वोत्तम है। पहले दिन-चार बार में आधे से एक लीटर की मात्रा में छाछ रोगी को दें। इसमें स्वाद के अनुसार काली मिर्च व काला नमक मिला लें। छाछ की मात्रा रोज बढ़ाते जाएं और 20 से 25 लीटर तक ले जाएं। शुरू में पानी और हलका भोजन दें, जिसकी मात्रा घटती जाती है और सप्ताह भर बाद केवल छाछ ही दें। बीस दिन के बाद छाछ की मात्रा कम करते जाएं और हलका भोजन थोड़ी-थोड़ी मात्रा में देना शुरू कर दें।

आयुर्वेदिक औषधियां

अंकोठमूल चूर्ण, शुंठी चूर्ण, चित्रकमूल चूर्ण, वृहत्गंगाधर चूर्ण, दाड़िमाष्टक चूर्ण, कपित्थाष्टक चूर्ण, हिंग्वाष्टक चूर्ण, जातीफलादि चूर्ण, नृपति वल्लभ रस, पीयूषवल्ली रस, महागन्धक योग, पंचामृत पर्पटी, रस पर्पटी, स्वर्ण पर्पटी।

पेटेंट औषधियां

जीमनैट सीरप व गोलियां (एमिल), गारलिल गोलियां (चरक), डर्मोनेट कैप्सूल (डाबर) इस रोग की चिकित्सा में उपयोगी पाए गए हैं।

हैजा (विषूचिका)
(Cholera)

कारण

इस रोग में रोगी को लगातार दस्त और उलटी होते रहते हैं और अस्पताल में भर्ती किए बिना रोगी की चिकित्सा कठिन होती है। क्योंकि शरीर में जल, लवण व कैल्शियम की कमी हो जाती है।

यह रोग विब्रियो कोलैरी नामक जीवाणु से फैलता है। यदि रोगी के मल में यह जीवाणु न मिले, तो इन लक्षणों वाले रोग को आन्त्रशोथ समझना चाहिए। तीर्थ, शिविर, मेले आदि में किसी व्यक्ति के मल से निकले जीवाणुओं से जल के दूषित होने पर यह रोग महामारी के रूप में फैलता है। उचित सफाई न करने पर ऐसे व्यक्तियों के हाथों में यह जीवाणु चिपका रह जाता है और भोजन व कच्ची सब्जियों, सड़े-गले, कटे फलों को दूषित कर रोग को फैलाता है।

लक्षण

रोगी को लगातार उलटी और दस्त आते हैं, जिनके बीच की अवधि बड़ी तेजी से कम होती जाती है। मल में आंत की श्लेष्म कला की झड़ी हुई झिल्ली भी निकलती रहती है, जिससे आंत की रक्त वाहिनियों की पारगम्यता बढ़ जाती है और शरीर का अधिकांश द्रव आंत में आने लगता है, जो अंततः मल के साथ निकल जाता है और शरीर में जल व लवण आदि की कमी का कारण बनता है। इसके अतिरिक्त प्यास, जलन, पेट दर्द, जम्हाई आना, चक्कर आना, शरीर में झटके आना, त्वचा में पीलापन व सारे शरीर का कांपना ये लक्षण रोग बढ़ने के साथ-साथ शरीर में प्रकट होते जाते हैं।

चिकित्सा

- रोगी को नारियल का पानी पिलाएं।
- नीबू का रस जल में मिलाकर दें।
- बताशे में अमृतधारा डालकर रोगी को दें।
- सौंफ, प्याज और पुदीने का अर्क थोड़ी-थोड़ी देर में रोगी को 2-2 घूंट पिलाते रहें।
- लौंग का काढ़ा बनाकर थोड़ी-थोड़ी देर बाद देते रहें।
- इलायची और लौंग 4-4 ग्राम, जायफल 10 ग्राम व अफीम 1 ग्राम मिलाकर पी लें और दो घूंट पानी के साथ देने से तत्काल लाभ होता है।
- अफीम, कपूर, जायफल, लौंग और केसर। प्रत्येक को 5-5 ग्राम लेकर बारीक पीसकर मिला लें। इस चूर्ण को 200 मिली ग्राम की मात्रा में रोगी को एक-एक घंटे के अंतर से देते रहें।
- आक की जड़ को समान भाग अदरक के रस में डालकर घोटें। अच्छी तरह घुट जाने पर काली मिर्च के बराबर की गोलियां बना लें। हर तीसरे घंटे रोगी को एक-एक गोली खिलाते रहें।
- तुलसी के पत्ते, आक की जड़ और काली मिर्च, तीनों को समान मात्रा में लेकर कूटें और मटर के दाने के बराबर गोलियां बनाएं। हर आधे घंटे बाद दो-दो गोली उबाल कर ठंडा किए हुए पानी के साथ दें।
- सेंधानमक, हींग और भुना हुआ जीरा बराबर की मात्रा में मिलाकर, पीसकर आधा चम्मच की मात्रा में दो गुने प्याज के रस के साथ दें।
- सोंठ, सफेद जीरा, काला जीरा, लाल मिर्च सभी 2-2 भाग, भुनी हुई हींग

3 भाग व अफीम 1 भाग लेकर सबको पीसकर पानी में घोटें व काली मिर्च के बराबर की गोलियां बना लें। उबाल कर ठंडा किए हुए पानी के साथ हर आधे घंटे बाद एक-एक गोली देते रहें।

* सूखे नारियल की जटा जलाकर राख कर लें और बारीक पीस कर 1 ग्राम की मात्रा में उबाल कर ठंडा किए हुए पानी के साथ हर दो या तीन घंटे बाद दें।

आयुर्वेदिक औषधियां

रामबाण रस, शंखवटी, अग्निकुमार रस, चित्रकादि वटी।

पेटेंट औषधियां

विशूचिका वटी (गुरुकुल कांगड़ी), अर्क वटी (बैद्यनाथ), सूचिका भरण रस (डाबर)।

आन्त्र कृमि
(Intestinal Worms)

कारण

दूषित जल या भोजन का सेवन करने से पेट में कीड़े हो जाते हैं। ककड़ी, खीरा, टमाटर, मूली आदि जो कच्ची ही खाई जाती हैं और पेट के लिए बहुत उपयोगी हैं, यदि गंदे नाले के पानी (जिसमें मल-मूत्र का विसर्जन होता है) में उगाई गई हों, तो शरीर के लिए लाभदायक ये सब्जियां भी कीड़ों की वाहक बन जाती हैं, क्योंकि इनमें कीड़ों के अंडे आ जाते हैं। मांस भी यदि भलीभांति पकाया न गया हो, तो पेट में कीड़ों का कारण बनता है।

लक्षण

पेट में दर्द, कब्ज़ की शिकायत, भूख अधिक लगना (बड़े कीड़ों के कारण) या भूख कम लगना (छोटे कीड़ों के कारण)।

घरेलू चिकित्सा

* सुबह खाली पेट एक गिलास गाजर का रस पीने से दस-पंद्रह दिन में पेट के कीड़े मर जाते हैं।

- मुनक्का के बीज निकाल कर उसमें कच्चे लहसुन के टुकड़े लपेट कर दिन में तीन बार एक सप्ताह तक लें।

- आधा पाव टमाटर के रस में पांच-सात पुदीने की पिसी हुई पत्तियां, आधा नीबू का रस, चुटकी भर काली मिर्च व काला नमक डालकर सुबह खाली पेट लें।

- अजवायन चार भाग व काला नमक एक भाग का चूर्ण बनाकर डेढ़ से दो ग्राम की मात्रा में रात में गर्म पानी के साथ सेवन करें।

- 1 करेले का रस शकर मिलाकर सुबह-शाम सेवन करें।

- सुबह खाली पेट 50 ग्राम गुड़ खाएं। पंद्रह मिनट बाद 2 ग्राम अजवायन का चूर्ण बासी पानी के साथ लें।

- नीम की दस पत्तियों का रस शहद मिलाकर सुबह खाली पेट दें।

- बथुए के 4 चम्मच रस में थोड़ा सेंधानमक डालकर खाली पेट लें।

- तुलसी के पत्तों का 2 चम्मच रस चुटकी भर काली मिर्च डालकर खाली पेट लें।

- नारियल की जटा को पानी में उबालें। यह गुनगुना पानी खाली पेट पिएं।

- आम की गुठली सुखाकर पीस लें। इसमें बराबर मात्रा में मेथी के दानों का चूर्ण मिलाकर 1 चम्मच सुबह-शाम छाछ के साथ लें।

- आधा चम्मच कलौंजी के बीज 2 चम्मच पिसे हुए चावलों के साथ रात को सोते हुए लें।

- रात को सोते समय दो सेब छिलके सहित खाएं।

- कच्चे पपीते में विद्यमान पापेन नामक एन्जाइम, पपीते के बीजों में विद्यमान कैरिसिन नामक तत्व व पपीते की पत्तियों में विद्यमान कारपेन नामक तत्त्व पेट के कीड़ों को समाप्त करने में समर्थ होते हैं। अतः इनका उपयोग पेट के कीड़े (गोल कृमि) निकालने हेतु किया जा सकता है।

- कच्चे पपीते का 4 चम्मच रस बराबर मात्रा में शहद के साथ एक गिलास गर्म पानी के साथ लें। दो-तीन घंटे बाद 20-30 मि.ली. एरंड का तेल गर्म दूध के साथ लें। इसका प्रयोग लगातार तीन दिन तक करें।

- पपीते की पत्तियों का रस या पपीते के बीज चार चम्मच की मात्रा में शहद के साथ मिलाकर रात को दें।

- अनार की जड़ और तने की छाल में विद्यमान तत्व प्युनिसिन पेट के कीड़ों, खासकर फीताकृमियों के निकालने में काफी प्रभावी पाया गया

है। यह तत्त्व तने की अपेक्षा जड़ की छाल में अधिक मात्रा में होता है। 20-30 ग्राम छाल पाव भर पानी में उबालें। आधा रह जाने पर उतार कर ठंडा कर लें व रोगी को पिलाएं। एक-एक घंटे के अंतर से इसकी तीन खुराक दें। अंतिम खुराक के 2-3 घंटे बाद 20-30 मिली. एरंड का तेल एक गिलास गर्म दूध के साथ दें।

आयुर्वेदिक औषधियां

काम्पिल्लक फल रज चूर्ण, पलाशबीज चूर्ण, शिग्रु बीज चूर्ण, सोमराज्ययादि चूर्ण, विडंगादिचूर्ण, कृमिकुठार रस, कृमि मुद्गर रस, विडंगारिष्ट।

पेटेंट औषधियां

त्रिफलाद्यचूर्ण (धूतपापेश्वर), कृमिघातिनीवटिका (झंडु), कृमिनोल सीरप व गोलियां (संजीवन), क्रुम्निल गोलियां (चरक), वोरमेम सीरप व गोलियां (माहेश्वरी) व कृमिघन वटिका (नागार्जुन-केरल) कृमि रोग में प्रभावकारी हैं।

मुख पाक
(Stomatitis)

कारण

जीभ और मुंह के छाले मुख्यतया पेट साफ न होने और भोजन में लौह तत्व, विटामिन बी व सी आदि की कमी के कारण होते हैं।

घरेलू चिकित्सा

* भोजन के बाद सुबह-शाम पहले से ही पानी में भिगो कर रखी एक-एक छोटी हरड़ चूसें। साथ ही छोटी हरड़ पीसकर छालों पर दिन में कई बार लगाएं।
* तुलसी की 4-5 पत्तियां सुबह-शाम चबाकर ऊपर से पानी पी लें।
* रात को सोते समय 1 चम्मच त्रिफला या आंवला का चूर्ण गुनगुने पानी से लें।
* खुम्भी को सुखाकर कूट-पीस लें। एक चुटकी दवा छालों पर सुबह-शाम छिड़कें।

- चमेली के 4-5 पत्ते सुबह-शाम चबाएं।
- फिटकिरी सफेद 1 भाग और गेरू 8 भाग को कूट-पीसकर रख लें। सुबह-शाम आधा चम्मच चूर्ण पाव भर पानी में डालकर उससे कुल्ले करें।
- सुहागा भूनकर पीस लें और शहद में मिलाकर छालों पर लगाएं।
- मरीज को शहतूत का शरबत पिलाएं या खूब शहतूत खिलाएं।
- बेलगिरी के फल का गूदा गुड़ या शकर के साथ मिलाकर दिन में एक बार लें।
- एक चम्मच अंजीर की छाल का चूर्ण एक कटोरी दूध में मिलाएं। स्वाद के अनुसार चीनी या मिसरी मिलाकर सुबह-शाम पिएं।
- आंवले की जड़ की छाल का चूर्ण शहद में मिलाकर रख लें। दिन में कई बार लगाएं।
- गाय के दूध से बनी दही के साथ एक-एक केला सुबह-शाम खिलाएं।
- दिन में तीन-चार बार पके हुए शहतूत खाएं या शहतूत का शरबत पिएं।
- टमाटर के रस में बराबर पानी मिलाकर दिन में तीन-चार बार कुल्ले करें।
- धनिए के बारीक पिसे हुए चूर्ण में मीठा सोडा मिलाकर दिन में दो-तीन बार छालों पर लगाएं।
- चौलाई का साग कई दिन तक सेवन करें।

आयुर्वेदिक दवाएं

दशमूल क्वाथ, गुडूच्यादि घृत, खदिरादिवटी, वचादि क्वाथ, पीतक चूर्ण, पिप्पली फल क्वाथ आदि।

पेटेंट औषधियां

एमीरोन सीरप व गोलियां (एमिल), मैनोल (चरक) इस रोग में लाभदायक हैं, यदि भोजन में पौष्टिक तत्वों की कमी के कारण रोग हुआ हो। जी-32 गोलियां (एलारसिन) स्थानिक प्रयोग हेतु लाभदायक हैं।

पित्ताश्मरी

(Biliary Calculus)

कारण

अधिक भोजन करने वाले, पच्चीस वर्ष से अधिक आयु वाले (विशेषतः महिलाओं) या अधिक समय तक बैठे रहने वाले व्यक्तियों में पित्ताशय से निकलने वाले पित्त का प्रवाह कम हो जाता है तथा पित्त गाढ़ा हो जाता है। पित्ताशय में स्थित कोलेस्ट्रोल पित्त में घुलनशील होता है। असंतुलित व गरिष्ठ भोजन, शराब, मांस, अम्लीयता व स्थायी कब्ज़ के चलते पाचनक्रिया मंद हो जाती है, जिससे पित्ताशय स्थित कोलेस्ट्रोल पित्त में नहीं घुल पाता और दूषित पदार्थों के संयोग से पथरी का रूप धारण कर लेता है।

लक्षण

पित्ताश्मरी द्वारा पित्त का प्रवाह रुक जाने से पित्ताशय में उत्पन्न संकोच के कारण लगातार भयंकर दर्द होता है, जो पेट के ऊपर के दाएं भाग में नाभि के पास होता है। यह दर्द ऊपर कंधे तक जाता प्रतीत होता है। रोगी को पसीना आता है, तापमान सामान्य से कम होता है, नाड़ी तेज होती है। कभी-कभी रोगी को कंपन भी महसूस होता है। उलटी होने पर आराम मिलता है। पथरी के पित्तनली में अटक जाने से सिर में चक्कर और बुखार भी हो सकता है।

घरेलू चिकित्सा

+ छोटी इलायची-2, मुनक्का-6, बादाम गिरी (गुरबन्दी)-6, खरबूजे का मगज 4 ग्राम व मिसरी-10 ग्राम को खूब घोटकर 150 ग्राम पानी में मिलाकर तथा छानकर रोगी को सुबह-शाम पीने को दें।
+ नीम के पत्तों का रस 2-3 चम्मच की मात्रा में सुबह-शाम दें।
+ भुनी हुई हींग, सेंधानमक और सोंठ का सम भाग चूर्ण आधा-आधा चम्मच गर्म पानी के साथ दिन में दो बार दें।
+ हरे आंवले के चार चम्मच रस में बराबर की मात्रा में मूली का रस मिलाकर दिन में तीन बार दें।
+ कच्चा आम, शहद और काली मिर्च के साथ रोगी को नियमित रूप से खाने को दें। कच्चे आम में विद्यमान अम्लीय तत्त्व पित्त के स्राव को

33

बढ़ाने में सहायक होते हैं। जब पित्त का स्राव बढ़ेगा, तो पित्ताशय में स्थित पथरी फूलकर व टूट कर बाहर आ जाएगी।

* पके हुए अनार के बीज चार चम्मच की मात्रा में पीसकर चने के सूप के साथ दें।
* चुकंदर, गाजर व खीरे का रस समान मात्रा में मिलाकर रोगी को 200 मि.ली. दिन में 3 बार दें।

भोजन तथा परहेज

मांस, शराब, मसालेदार व तला हुआ भोजन, पनीर, दूध से बनी मिठाइयां, उड़द की दाल, खमीर उठाकर बनाए गए पदार्थ जैसे जलेबी, ढोकला, इडली आदि का प्रयोग रोगी को बिलकुल बंद कर देना चाहिए। रोगी को हलका, उबला हुआ व बिना तला हुआ भोजन करना चाहिए। मूंग की छिलके वाली दाल, चावल, घिया, तोरी, करेला, आंवला, घृतकुमारी, मुनक्का, मुसम्मी, अनार व जौ का प्रयोग करना लाभदायक रहता है।

आयुर्वेदिक औषधियां

हरिद्रायोग, कुलत्थादिघृत, क्षारवटी, काकायनवटी, गोक्षुरक्वाथ, यवक्षारयोग आदि इस रोग में प्रयोग जा सकती हैं।

एपेन्डिसाइटिस (आन्त्रपुच्छ प्रदाह)
(Appendicitis)

कारण

आन्त्रपुच्छ (एपेंडिक्स) बड़ी आंत का ही भाग है, जिसकी शरीर में कोई उपयोगिता नहीं रहती है। यह रोग अधिकांशतः बच्चों और युवकों में होता है। शरीर में रोग प्रतिरोधक शक्ति की कमी तथा आंतों में जीवाणु संक्रमण प्रबल होने पर आन्त्रपुच्छ (एपेंडिक्स) में सूजन हो जाती है। यह ग्रामीणों की अपेक्षा शहरी व्यक्तियों में अधिक होता है, जिसका कारण संभवतः शहरी व्यक्तियों के भोजन में रेशे व विटामिन की कमी होना है, जिससे मलावरोध होकर आंतों में संक्रमण हो जाता है। यदि सूजन के कारण एपेंडिक्स का मुख सूज जाने से बंद हो जाए,

तो इसके अंदर होने वाला श्लेष्म-स्राव अंदर ही रुक जाता है, जिससे एपेंडिक्स की दीवारों में स्थित शिराएं व लसीका वाहिनियां फट जाती हैं। यह रोग मांसाहारियों में अधिक पाया जाता है।

लक्षण

अचानक पेट में दर्द होना इस रोग का मुख्य लक्षण है। यह प्रायः सुबह के समय होता है, जबकि नाभि के पास शूल जैसी चुभन के साथ रोगी की नींद खुलती है। 24 घंटे के अंदर यह पसलियों के नीचे दाईं ओर एक बिंदु पर केंद्रित हो जाता है। इसका दूसरा लक्षण बुखार तथा तीसरा लक्षण कब्ज़ है। उलटी भी हो सकती है। रोगी प्रायः दाईं टांग को पेट पर सिकोड़ कर सीधा लेटा रहता है।

घरेलू चिकित्सा

शरीर में एपेंडिक्स की कोई उपयोगिता न होने तथा संक्रमण तीव्र होने पर शल्य क्रिया द्वारा इसे काट कर निकाल देते हैं। यदि रोग अधिक तीव्र न हो, नाड़ी की गति लगातार बढ़ न रही हो, तो रोगी की निम्न तरीके से चिकित्सा शुरू कर सकते हैं :

* जब तक तापमान व नाड़ी सामान्य न हो जाए, रोगी को निराहार रखें।
* दर्द के लिए पेट पर गर्म पानी की बोतल रखें व मलावरोध के लिए रोगी को वस्ति (एनिमा) दें।
* लहसुन का रस 27 भाग, एरंड का तेल 9 भाग, सेंधानमक 3 भाग व हींग 1 भाग सबको मिलाकर आंच पर पकाएं। इसे एक-एक चम्मच दिन में दो बार दें।
* एरंड का तेल 4 चम्मच से 6 चम्मच तक सुबह-शाम दूध के साथ दें।
* आंवले का रस, गन्ने का रस और हरड़ का क्वाथ (सभी सम भाग) तथा इनका एक चौथाई भाग गाय का घी लेकर घृतपाक करें। इसमें से एक-एक चम्मच दिन में तीन बार दें।
* त्रिफलाचूर्ण व खांड़ एक-एक चम्मच लेकर एक चम्मच शहद में मिलाकर दिन में दो बार चटाएं।
* सुबह खाली पेट पाव भर टमाटर काला नमक डालकर खाएं, लगभग 15-20 दिन तक प्रयोग करें।

- गाजर का रस एपेंडिसाइटिस रोग में काफी प्रभावकारी है। इसका एक-एक गिलास रस दिन में तीन बार पिएं।
- साबुत मूंग को 12 घंटे पानी में भिगोकर रखें। 12 घंटे बाद छानकर यह पानी रोगी को पीने को दें।
- रोगी को नियमित रूप से दही या छाछ पीने को दें, क्योंकि दही व छाछ में विद्यमान लैक्टिक एसिड की उपस्थिति में जीवाणु नहीं पनप सकते। दही में काला नमक व काली मिर्च डालकर रोगी को दें।

आयुर्वेदिक औषधियां

पुनर्नवारिष्ट, हिंगुत्रिगुण तैल, हिंग्वादिघृत, कांकायन गुटिका, गुल्मशार्दूल रस, गुल्महर चूर्ण, हिंगुनवक चूर्ण, व्योषादिघृत।

अर्श व बवासीर
(Piles & Haemorroids)

कारण

मल द्वार के अंदर या बाहर जब रक्त आने वाली शिराओं का कोई गुच्छा फूल जाए, तो चारों ओर की श्लेष्मकला और मांस के साथ उभार के रूप में त्वचा से बाहर निकल आता है। यही उभार अर्श कहलाता है और यह रोग बवासीर। यह अर्श यदि मल द्वार के बाहर हो, तो बाह्य और मल द्वार के अंदर हो, तो आंतरिक कहलाता है। यदि अर्श में से खून निकलता हो, तो इसे खूनी बवासीर कहते हैं।

लक्षण

मल त्याग के समय इन मस्सों में काफी दर्द होता है। यदि खूनी बवासीर है, तो मल त्याग के समय इन मस्सों में से दर्द के साथ खून भी निकलता है।

विशेष : (1) यदि किसी हृदय रोगी या उच्च रक्त चाप वाले रोगी को खूनी बवासीर आती हो, तो उसकी लाक्षणिक चिकित्सा ही करें, खून को बिलकुल न रोकें, क्योंकि इन रोगियों में बवासीर के ये मस्से सुरक्षा कवच का कार्य करते हैं। यदि मस्सों में से खून निकलना बंद कर दिया जाए, तो रोगी को हार्ट-अटैक होने की संभावना बढ़ जाती है। (2) मल त्याग के समय बाएं पैर पर जोर डालकर बैठें।

घरेलू चिकित्सा

- कलमी शोरा और रसौंत बराबर मात्रा में लेकर मूली के रस में घोट लें। मटर के दाने के बराबर की गोलियां बनाकर सुखा लें। चार-चार गोली सुबह-शाम पानी के साथ दें।

- रीठे का छिलका कूट कर तवे पर इतना भूनें कि वह जल कर कोयला बन जाए। इसमें समान मात्रा में कत्था मिलाकर पीसकर रख लें। यह दवा 100 मिली ग्राम की मात्रा में एक चम्मच मलाई या मक्खन के साथ सुबह-शाम दें।

- दो सूखे हुए अंजीर 12 घंटे तक पानी में भिगोकर सुबह-शाम लें।

- सूखे नारियल की जटा को जलाकर राख कर लें, पीसकर छान लें और आधा-आधा चम्मच 1 गिलास मट्ठे के साथ दिन में तीन बार लें।

- फुलाई हुई फिटकिरी एक ग्राम की मात्रा में लेकर दही की मलाई के साथ सुबह-शाम लें।

- जिमीकंद 150 ग्राम, काली मिर्च और हलदी 3-3 ग्राम व बड़ी इलायची के बीज 1 ग्राम। सब को कूटकर शीशी में रख लें। आधा-आधा चम्मच की मात्रा में उबाल कर ठंडा किए हुए पानी से दिन में तीन बार लें।

- जिमीकंद को भूनकर भुर्ता बना लें व घी या तेल में तलकर एक-एक चम्मच सुबह-शाम एक माह तक प्रयोग करें।

- इमली के बीज का चूर्ण एक चम्मच की मात्रा में सुबह-शाम गाय के दूध से लें।

- सत्यानाशी या इंद्रायण की जड़ पानी में पीसकर मस्सों पर लगाएं।

- खट्टे सेब का रस मस्सों पर लगाएं।

- हर रोज सुबह खाली पेट अमरूद खाएं।

- नीम की छाल का एक चम्मच चूर्ण गुड़ से सुबह-शाम लें।

- रोगी को खाली पेट एक पाव आलू बुखारे खिलाएं।

- दिन में तीन-चार बार पके हुए पपीते पर काला नमक व काली मिर्च डालकर खिलाएं।

- सुबह खाली पेट मूली व मूली के छिलकों पर काला नमक व काली मिर्च डाल कर लें।

- मस्सों पर घिया के पत्तों को पीसकर लेप करें।

- अरहर व नीम की पत्तियां मिलाकर पीसें और मस्सों पर लगाएं।

- मलत्याग के बाद गुदा को पानी से साफ करें और स्वमूत्र लगाएं।

आयुर्वेदिक औषधियां

चित्रकमूल चूर्ण, यवानीफल चूर्ण, विजयाचूर्ण, अर्शकुठार रस, नित्योदित रस, चंद्रप्रभावटी।

बाह्य प्रयोग हेतु काशीशादि तेल भी प्रयोग किया जा सकता है।

पेटेंट औषधियां

पाइलेक्ट गोलियां (एमिल), अर्शोनिट गोलियां व मलहम (चरक), पायराइड गोलियां (वैद्यनाथ), पाइलैक्स गोलियां (हिमालय), पाइलैम कैप्सूल (माहेश्वरी), अर्शोना वटी (संजीवन)।

यकृत के रोग

पीलिया
(Jaundice)

कारण

रक्त में पित्त की मात्रा विभिन्न कारणों से बढ़ जाती है, तो रक्त की कमी उत्पन्न हो जाती है, जिससे शरीर पर पीलापन आने से इसे पीलिया कहा जाता है। अवस्थानुसार पांडु व कामला इसके दो भेद हैं। पांडु रोग की वृद्धि होने पर वही कामला का रूप ले लेता है। किसी वायरस या जीवाणु के कारण यकृत में शोथ होने, पित्त के अवरुद्ध होने या लारजेक्टील जैसी शामक औषधियों के प्रयोग से यकृत की कार्यप्रणाली पर प्रतिकूल प्रभाव पड़ने से यह रोग होता है। अनेक एलोपैथिक औषधियां यकृत की कार्यप्रणाली को प्रभावित कर रोग उत्पन्न कर सकती हैं।

लक्षण

आंखों व शरीर पर पीलापन, भूख में कमी, पेशाब में पीलापन होना, अजीर्ण, कब्ज़, प्यास व सारे शरीर में जलन। बुखार भी आ सकता है।

घरेलू चिकित्सा

इसमें पानी की स्वच्छता अति आवश्यक है, अतः पानी उबाल कर ठंडा करके पिएं।

* एक सप्ताह तक गोमूत्र में भिगोई हुई 1 छोटी हरड़ सुबह खाली पेट लें।
* छोटी हरड़ का चूर्ण 1 चम्मच की मात्रा में गुड़ की एक डली के साथ सुबह-शाम दें। साथ में शहद भी दे सकते हैं।

39

- गिलोय का रस दो चम्मच की मात्रा में लेकर इसमें इतना ही शहद मिलाकर, सुबह खाली पेट दें।
- त्रिफला या दारू हलदी या नीम के पत्तों का काढ़ा बनाकर, शहद मिलाकर 4 चम्मच की मात्रा में सुबह खाली पेट दें।
- पीपल की पांच कोंपलें मिसरी या चीनी के साथ पीसकर एक गिलास पानी में घोलकर सुबह-शाम रोगी को दें।
- मूली के पत्तों का दस चम्मच रस दस ग्राम मिसरी मिलाकर सुबह खाली पेट लें।
- गन्ने का रस एक-एक गिलास दिन में तीन-चार बार लें। इसी रस में एक मूली का (पत्तों समेत) रस भी मिला लिया जाए तो लाभ और भी ज्यादा मिलता है।
- आधा ग्राम फूली हुई फिटकिरी को 1 गिलास छाछ में मिलाकर दिन में तीन बार लें।
- अंगूर, संतरा या अनार का रस पिएं।
- घीया, तोरी, टिंडा, पालक, चौलाई और परवल की सब्जी लें।
- धनिया, पुदीना, व टमाटर का खूब प्रयोग करें।
- कच्चे आंवले का रस 4-4 चम्मच मिसरी मिलाकर दिन में तीन बार लें।
- पपीता, जामुन, सेब, लीची और आलू-बुखारा जैसे फलों का प्रयोग करें।
- अनार के पत्तों का चूर्ण गाय के दूध या मट्ठे के साथ दें।
- बेलगिरी के 20-30 पत्ते कूटकर चटनी बना लें, उसमें चुटकी भर काली मिर्च डालकर छाछ के साथ दिन में तीन बार लें।
- पपीते के 2-3 कोमल पत्ते पीसकर पानी के साथ सुबह-शाम लें।
- एक चौथाई चम्मच पिसी हुई हलदी गर्म पानी के साथ दिन में तीन बार लें।
- 1 चम्मच मुलेठी बारीक पीसकर कासनी के बीज (10) व नमक मिला कर पानी के साथ सुबह-शाम लें।
- एक पका केला और 4 चम्मच शहद मिलाकर सुबह-शाम लें।
- रोगी को खाली पेट पाव भर आलू बुखारे खिलाएं।
- पीलिया के रोगी को सुबह खाली पेट पाव भर पके हुए जामुन खिलाएं। यदि ताजा जामुन न मिले तो जामुन का रस एक कटोरी पिएं।
- शहतूत का सेवन दिन में कई बार करें या शहतूत का शरबत पिएं।

+ गाजर का एक-एक गिलास रस दिन में तीन बार पिलाएं।
+ छोटे-छोटे प्याज छीलकर रात को सिरके अथवा नीबू के रस में डाल दें। सुबह इसे निकालकर काली मिर्च डालकर खाली पेट लें।
+ साबुत घिया (लौकी) को हलकी आंच पर बैंगन की तरह भूनकर, भुर्ता बनाकर उसका पानी निथार लें। इस पानी में मिसरी मिलाकर सुबह-शाम 50-100 ग्राम की मात्रा में लें।
+ टमाटर के एक गिलास रस में नीबू का रस मिलाकर सुबह-शाम लें।
+ लहसुन की 2-3 कलियां बारीक-बारीक पीसकर एक कटोरी दूध के साथ सुबह-शाम पिएं।

आयुर्वेदिक औषधियां

मण्डूर भस्म, कामला हर रस, आरोग्यवर्धिनी वटी, पुनर्नवामण्डूर, चिंचादि लेह आदि।

पेटेंट औषधियां

डिवाइन लिव-सी कैप्सूल (बी.एम.सी. फार्मा), लिव-52 सीरप (हिमालय), लिवोमिन सीरप (चरक), लिवम सीरप व गोलियां (माहेश्वरी), एमलीक्योर डी.एस. सीरप व कैप्सूल (एमिल), साइटोजन गोलियां (चरक), एम्लीक्योर सीरप व गोलियां (एमिल), निरोसिल गोलियां व सीरप (सोल्यूमिक्स), सेनलिन गोलियां, सीरप व ड्राप्स (संजीवन) पीलिया में लाभदायक हैं।

यकृत (जिगर) वृद्धि
(Cirrhosis of Liver)

कारण

यकृत की कोशिकाओं को मुख्यतः शिराओं का रक्त (अशुद्ध) ही मिलता है, जिससे उनकी प्रतिरोधक शक्ति स्वाभाविक रूप से ही कम होती है। जब कोई विक्षोभकारी बाहरी द्रव्य यकृत में प्रवेश करता है, तो उसका मुकाबला करते हुए यकृत की कुछ कोशिकाओं की मृत्यु हो जाती है, जिनके स्थान पर नई कोशिकाएं आ जाती हैं। यदि यह बाहरी द्रव्य अधिक हानिकारिक प्रकृति का हो या यकृत में अधिक समय तक रहे और अधिक कोशिकाएं मृत हो जाएं, तो उनके स्थान पर स्नायु

तन्तु आ जाते हैं, जिससे यकृत कठोर तथा आकार में छोटा हो जाता है। यह स्थिति कभी-कभी गर्भावस्था में शरीर में अधिक मात्रा में विष द्रव्य बनने या संखिया, पारा आदि तीक्ष्ण दवाओं के अधिक मात्रा में ले लेने से भी उत्पन्न हो जाती है।

लक्षण

भूख में कमी, बुखार, शरीर में पीलापन, उलटी, कमजोरी, दाईं ओर की पसलियों के नीचे की ओर दर्द, पेट में अफ   ारा, पेट और पैरों में भारीपन। रोग बढ़ने पर जलोदर, रक्तवमन और मूर्च्छा जैसे लक्षण प्रकट होने लगते हैं।

घरेलू चिकित्सा

- बड़ी हरड़ का चूर्ण दोगुने गुड़ में मिलाकर रोगी को सुबह-शाम गर्म पानी से दें।
- दिन में दो बार प्याज भूनकर दें।
- दो नीबू लेकर बीच से काटकर उनके बीज निकाल दें। चारों फांकों में से एक में पिसी हुई काली मिर्च, दूसरे में पिसी हुई सोंठ, तीसरे में मिसरी और चौथे में सेंधानमक या काला नमक भर दें। रात भर रखने के बाद सुबह खाली पेट नीबू की इन फांकों को मंदी आंच या तवे पर गर्म करके चूसें।
- उबला हुआ पानी सुबह-शाम भोजन के बाद घूंट-घूंट करके पिएं।
- 2 चम्मच अजवायन और 2 बड़ी पिप्पल मिट्टी के बरतन में रात भर भिगोकर रखें। सुबह पीसकर व उसी पानी में घोलकर रोज खाली पेट 2 सप्ताह तक दें।
- गन्ने का एक-एक गिलास रस दिन में तीन-चार बार रोगी को दें।
- गाजर के रस में चुकंदर का रस तथा काला नमक व काली मिर्च डालकर सुबह-शाम खाली पेट दें।
- एक चम्मच मेथी के दाने कूटकर 1 कटोरी पानी में उबालें। पानी तीन चौथाई रह जाने पर छानकर घूंट-घूंट करके गर्म को ही पिएं।
- पके हुए पपीते के काले बीज यकृत वृद्धि की चिकित्सा में लाभदायक होते हैं, विशेष रूप से शराब के अधिक सेवन या पौष्टिक भोजन के अभाव के कारण हुई यकृत वृद्धि में। बीजों का चार चम्मच रस निकालकर

आधा चम्मच नीबू के रस में मिलाएं और सुबह-शाम दें। लगभग एक माह में यकृत बिलकुल सामान्य हो जाएगा।

भोजन एवं परहेज

शराब, लाल मिर्च, अचार, सिरका, तेज मसाले व तले हुए भोजन का पूर्णतः परहेज करना चाहिए। प्रोटीन युक्त भोजन का प्रयोग विशेष रूप से करना चाहिए। गाय का क्रीम निकाला दूध या छाछ रोगी को दें। फलों का रस व उबली हुई सब्जियां दें।

आयुर्वेदिक औषधियां

यकृतहर लौह, यकृदारि लौह, लौह भस्म योग, अयोरजादि चूर्ण, हरीतकी चूर्ण योग, मण्डूरवटी, लौहचूर्ण वटक, दार्व्यादिचूर्ण आदि।

पेटेंट औषधियां

फाइलासिल कैप्सूल (माहेश्वरी), एमली क्योर डी.एस. सीरप (एमिल), लिवोमिन सीरप (चरक), साइटोजन गोलियां (चरक), एम्लीक्योर सीरप व गोलियां (एमिल), डिवाइन लिव-सी कैप्सूल (बी.एम.सी.) इस रोग की चिकित्सा में लाभदायक हैं।

यकृत शोथ
(Hepatitis)

कारण

जब आंत में से जीवाणु, अमीबा या वायरस भोजन के परिपाचन के दौरान अथवा रक्तसंधान के दौरान यकृत में पहुंच जाते हैं, तो यकृत में शोथ उत्पन्न हो जाता है। यह मुख्यतः उन्हीं व्यक्तियों में होता है, जिनमें प्रतिरोधक शक्ति कम होती है। यदि रोग प्रतिरोधक शक्ति पर्याप्त हो, व्यक्ति शराब, मांस, मिर्च-मसालों का सेवन न करता हो, भोजन में प्रोटीन पर्याप्त मात्रा में लेता हो, तो हलके बुखार और हलके दर्द के बाद यकृत की कोशिकाओं में होने वाली प्रतिक्रिया के फलस्वरूप रोगाणु नष्ट हो जाते हैं और व्यक्ति में रोग नहीं पनप पाता। रोग प्रतिरोधक शक्ति कम होने की दशा में यकृत में संक्रमण होकर शोथ उत्पन्न हो जाता है।

लक्षण

पेट में अफ   ारा, भूख बिलकुल न लगना, कमजोरी, शरीर, आंखों व पेशाब में पीलापन, तेज बुखार, पसलियों के नीचे दाईं ओर भारीपन तथा दबाने या छूने से दर्द होना।

घरेलू चिकित्सा

- तुलसी का रस 2-3 चम्मच की मात्रा में दिन में तीन-चार बार दें।
- रोगी को बथुए की सब्जी दें, बथुआ उबालकर उसका पानी पीने को दें।
- 250 ग्राम पपीता शहद के साथ सुबह-शाम खाएं। विकल्पतः पपीतों की छोटी-छोटी फांकें काटकर 2 सप्ताह के लिए सिरके में डाल दें। दो सप्ताह बाद सुबह-शाम 2-4 फांकें खाएं।

आयुर्वेदिक औषधियां

मण्डूकी रस योग, कामलाहर क्वाथ, आमलकी अवलेह, धात्र्यरिष्ट, विशालादियोग।

पेटेंट औषधियां

एम्लीक्योर डी.एस. सीरप व गोलियां (एमिल), लिवोमिन सीरप व गोलियां (चरक), निरोसिल गोलियां व सीरप (सोल्यूमिक्स) हैपेटाइटिस में प्रभावकारी हैं।

तिल्ली वृद्धि

(Splenomagaly)

कारण

लंबे समय तक जब रोगी टायफाइड, मलेरिया, कालाजार आदि रोगों से पीड़ित रहता है, तो उसकी तिल्ली (प्लीहा) भी दूषित हो जाती है, उसका आकार बढ़ जाता है और वह कड़ी हो जाती है। प्लीहा वृद्धि के कारण रोगी की पाचन क्रिया व रक्त शोधन की क्रिया प्रभावित हो जाती है।

लक्षण

बाईं ओर की पसलियों के नीचे बढ़ी हुई तिल्ली गांठ के रूप में महसूस होती है, जिसे छूने पर दर्द होता है। भूख में कमी, शरीर और चेहरे पर पीलापन, पेट का फूलना, कमजोरी, बेचैनी आदि।

घरेलू चिकित्सा

संबंधित रोग की चिकित्सा करें, जिसके चलते प्लीहा वृद्धि हुई हो। इसके अतिरिक्त प्लीहावृद्धि हेतु अलग से निम्न चिकित्सा करें :

* 5 ग्राम अनार के पत्ते और उसमें 1 ग्राम नौसादर पीसकर एक-एक चम्मच सुबह-शाम गर्म पानी के साथ दें।
* मूली काटकर, उस पर नौसादर छिड़क कर रात को खुले में रखें और सुबह खाली पेट खाएं।
* प्याज काटकर उस पर सेंधानमक, काली मिर्च और सिरका डालकर लें।
* छोटी पिप्पल का एक चम्मच चूर्ण हरड़ के 4 चम्मच काढ़े के साथ या गाय के दूध के साथ सुबह-शाम दें।
* हलदी का आधा ग्राम चूर्ण पुराने गुड़ के साथ सुबह-शाम दें।
* आक की एक कोंपल गुड़ के साथ सुबह खाली पेट दें।
* पलाश के पत्तों पर सरसों का तेल लगाकर तिल्ली के ऊपर बांधें।
* पके हुए पपीते पर 1 ग्राम नौसादर डालकर दिन में एक बार रोगी को खिलाएं।
* करेले का रस सुबह-शाम, दो-दो चम्मच दें।
* अधपका पपीता छीलकर, उसके टुकड़े करके सिरके में एक सप्ताह तक पड़े रहने दें। एक सप्ताह के बाद 50 ग्राम की मात्रा में रोज खिलाएं।
* सुबह-शाम 1 चम्मच शहद के साथ पाव भर पपीता खाएं।
* 100 ग्राम आम के रस में आधा चम्मच सोंठ मिलाकर सुबह खाली पेट खिलाएं।

आयुर्वेदिक औषधियां

प्लीहारि रस, प्लीहार्णव रस, शुण्ठ्यादि चूर्ण, रोहितक लौह, प्लीहारिवटी आदि औषधियों का प्रयोग किया जा सकता है।

पेटेंट औषधियां

फाइलासिल कैप (माहेश्वरी), निरोसिल गोलियां व सीरप (सोल्यूमिक्स), डिवाइन लिव-सी कैप्सूल (बी.एम.सी. डिवाइन फार्मास्यूटिकल्स)।

तीव्र वृक्क शोथ

(Acute Nephritis or Proliferative Glomerulonephritis)

कारण

जीवाणु संक्रमण या कभी-कभी स्वतः ही शरीर में उत्पन्न एलर्जी के कारण वृक्कों के धमनी गुच्छों में सूजन आ जाती है, जिससे मूत्र का निस्पंदन (छानने की क्रिया) कम हो जाती है। इस रोग में मूत्र कम निकलता है तथा एलब्यूमिन के साथ साथ रक्तकण व धमनी गुच्छों के बहिस्तर की कोशिकाएं (इपीथीलियल सैल) भी मूत्र के साथ बाहर निकलने लगती हैं। इस रोग में वृक्कों की मूत्रस्राविणी नलिकाओं तथा रक्तवाहिनियों में प्रायः कोई विकृति नहीं होती। यह 10 वर्ष की आयु में अधिक होता है और लड़कियों की अपेक्षा लड़कों में अधिक होता है। बच्चों में लंबे समय तक गला खराब होने के बाद इस रोग की संभावना बढ़ जाती है।

लक्षण

रोगी के शरीर विशेष कर चेहरे व पांवों पर सूजन होती है। पहले चार-पांच दिन 100° फारेनहाइट तक हलका बुखार रहता है। पेट में दर्द, उलटी, जी मिचलाना, सांस लेने में कष्ट होना आदि लक्षण मिल सकते हैं।

घरेलू चिकित्सा

उपवास इस रोग की चिकित्सा का प्रमुख सिद्धांत है। भोजन न करने से वृक्कों पर कार्य का भार घट जाता है जिससे आराम जल्दी मिलता है। यदि पूर्णतः उपवास सम्भव न हो तो पहले 3 दिन में दो-तीन बार आधा-आधा गिलास पानी, नीबू, ग्लूकोज आदि डालकर ले सकते हैं। जैसे-जैसे पेशाब की मात्रा बढ़ती जाए, पेय पदार्थों की मात्रा बढ़ाते जाएं। ठोस आहार स्वास्थ्य में पर्याप्त सुधार के बाद ही शुरू करें। इसके अलावा निम्नलिखित उपचार दे सकते हैं–

- मक्के के भुट्टे के 20 ग्राम बाल पाव भर पानी में उबालें, आधा रह जाने पर उतार कर गुनगुना पी लें। सुबह-शाम यह एक-एक की मात्रा में लें।
- आक के पत्तों को सुखाकर व जलाकर राख कर लें। आधा चम्मच यह राख थोड़ा-सा नमक मिलाकर एक गिलास छाछ में मिलाकर सुबह-शाम लें।

आयुर्वेदिक औषधियां

बंग भस्म, पुनर्नवा मंडूर, स्वर्ण वसन्त मालती रस, चन्दनासव, देवदार्वाद्यारिष्ट, चन्द्रप्रभा वटी आदि आयुर्वेदिक दवाएं इस रोग में ली जा सकती हैं।

पेटेंट औषधियां

नीरी सीरप व गोलियां (एमिल) भी इस रोग में लाभदायक हैं।

जीर्ण वृक्क शोथ
(Nephrotic Syndrome or Membranous Glomerulonephritis)

कारण

यदि तीव्र वृक्क शोथ की चिकित्सा न की जाए, तो रोग बढ़ता चला जाता है और जीर्ण वृक्क शोथ का रूप ले लेता है। लेकिन यह रोग जीवाणु संक्रमण या शरीर में स्वतः उत्पन्न असात्म्यता के कारण स्वतंत्र रूप से भी हो सकता है। तीव्र व जीर्ण वृक्क शोथ में मुख्य अंतर यह है कि जीर्ण वृक्क शोथ में धमनी गुच्छों के साथ-साथ मूत्र स्राविणी नलिकाओं तथा रक्तवाहिनियों में भी विकृति आ जाती है। दूसरे यह रोग अधिकतर प्रौढ़ावस्था या वृद्धावस्था में होता है। इस अवस्था में सूजन के कारण गुर्दों में स्थूलता हो जाती है तथा वे कुछ-कुछ सफेद रंग के दिखते हैं।

लक्षण

सांस फूलना, थकान, चेहरे व पैरों पर सूजन ये इस रोग के प्रारंभिक लक्षण हैं। बाद में सूजन सारे शरीर में फैल जाती है। आंतों में सूजन होने से उलटी व दस्त की शिकायत हो सकती है। त्वचा के नीचे, उदर, गुहा या फेफड़ों के आवरण में पानी भर सकता है। रक्त में हीमोग्लीबिन की मात्रा बहुत कम हो जाती है। पेशाब कम आता है तथा रक्त-कणों व प्रोटीन के कारण पेशाब का रंग गहरा या काला हो जाता है। रक्त में प्रोटीन 3-4% तक कम हो जाती है। जब खून में प्रोटीन की मात्रा 5% से कम हो जाती है या एलब्यूमिन 2% से कम हो जाता है, तो कोशिकाओं में पानी जाना शुरू हो जाता है, जिससे शरीर में सूजन आ जाती है।

घरेलू चिकित्सा

* तीव्र वृक्क शोथ में वर्णित चिकित्सा ही इस रोग में भी की जाती है। रोगी को पूर्ण विश्राम व कुछ दिन तक उपवास कराएं। बाद में रोगी को कम प्रोटीन युक्त भोजन दें। दूध बिलकुल न दें।
* अदरक का 1-1 चम्मच रस गुड़ मिलाकर दिन में तीन बार दें।
* आंवले का 2-2 चम्मच रस सुबह-शाम दे सकते हैं।
* एक चम्मच सोंठ का चूर्ण समान मात्रा में गुड़ मिलाकर लें।

आयुर्वेदिक औषधियां

पुनर्नवामंडूर, दशमूलादिक्वाथ, पुनर्नवासव, दशमूल-हरीतकी, त्रिफला, हरीतकी अवलेह आदि।

पेटेंट औषधियां

नीरी सीरप व गोलियां (एमिल) इस रोग की चिकित्सा में लाभकारी हैं।

श्वसन संबंधी रोग

हिचकी
(Hiccup)

कारण

साधारणतः श्वास महापेशी के संकुचन के समय कंठ कपाट खुला रहता है, जिससे सांस अंदर आ जाता है। लेकिन कभी-कभी श्वास महापेशी में अचानक ही संकुचन हो जाता है और यह बार-बार सिकुड़ने लगती है, जबकि कंठकपाट बंद होता है। इससे अंदर का सांस रुक जाता है और 'हिक' जैसी ध्वनि निकलती है, जिसे हिचकी कहते हैं।

श्वास महापेशी में विक्षोभ, आंत या पेट में हवा होने या किसी संक्रमण के कारण सूजन होने या पेट में कीड़े होने या मस्तिष्क में किसी प्रकार के संक्रमण से श्वास महापेशी की नाड़ी में विक्षोभ पैदा होता है। तेज बुखार या गुर्दों के पुराने रोग के कारण यदि रक्त में विष संचार हो जाए, तो भी यह नाड़ी प्रभावित होने से हिचकी पैदा हो सकती है।

घरेलू चिकित्सा

+ सोंठ या पिप्पली को खांड़ में मिलाकर नस्य लें।
+ जल में सेंधानमक मिलाकर भी नस्य लिया जा सकता है।
+ आंवला, सोंठ व पीपल एक-एक भाग व खांड़ 3 भाग लेकर यह चूर्ण आधा से एक चम्मच की मात्रा में शहद के साथ चटाएं।
+ पीपल का चूर्ण एक ग्राम की मात्रा में शहद के साथ चाटें।
+ खजूर या मुलेठी का चूर्ण एक ग्राम शहद के साथ चाटें।

- एक ग्राम सोंठ का चूर्ण थोड़े-से गुड़ के साथ लें।
- नीबू के रस में शहद और काले नमक का चूर्ण बनाकर लें।
- सौंफ का अर्क और गुलाब जल एक-एक चम्मच मिलाकर लें।
- पेठे का स्वरस चार चम्मच पिएं।
- ताजे अदरक के छोटे-छोटे टुकड़े करके चूसें।
- आधा चम्मच कलौंजी का चूर्ण 10 ग्राम मक्खन में मिलाकर खिलाएं।
- 2 चम्मच सरसों का बारीक पिसा हुआ चूर्ण एक कप गर्म पानी में मिलाकर चाय की तरह घूंट-घूंट करके पिएं।
- चुटकीभर जायफल का चूर्ण चार चम्मच आंवले के रस के साथ दिन में 3 बार लें।
- आधा चम्मच कलौंजी के बीजों का चूर्ण 1 गिलास छाछ के साथ लें।

आयुर्वेदिक औषधियां

मयूरपिच्छभस्म, यष्टिमधु मूल चूर्ण, पिप्पली फल चूर्ण, शुंठी चूर्ण आदि।

पेटेंट औषधियां

वोमिटैब सीरप व कैप्सूल (चरक) हिचकी में प्रभावकारी पाई गई हैं।

खांसी
(Cough)

गले, कंठ, कंठ नली, श्वासनलियों या फेफड़ों में कोई विक्षोभजन्य कारण मौजूद होने पर खांसी उठती है। श्वासनलियों की श्लेष्मकला में जीवाणु अथवा वाइरस के संक्रमण अथवा किसी अन्य कारण से सूजन आ जाने पर उनमें होने वाला श्लेष्म स्राव बंद हो जाता है, जिससे श्वास प्रणाली में खुश्की आ जाती है, जो खांसी का कारण बनती है। लेकिन एक या दो दिन बाद जब श्वास प्रणाली की श्लेष्मकला में सूजन बढ़ती है, तो श्लेष्म स्राव अत्यधिक मात्रा में बढ़ जाता है, जो खांसने पर बलगम के रूप में निकलता है। जीवाणु संक्रमण, असात्म्य (एलर्जी उत्पन्न करने वाला) द्रव्य या अन्य बाहरी कारणों से श्वासनलियों में होने वाले विक्षोभ की प्रतिक्रियास्वरूप खांसी उठती है, ताकि विक्षोभ जन्य कारण का

निराकरण हो सके। वृक्क शोथ, टी.बी. आदि अन्य रोगों के लक्षण के रूप में भी खांसी का प्रकोप होता है।

जुकाम की उपेक्षा के फलस्वरूप संक्रमण श्वासप्रणाली में बढ़ जाने, सर्दी के मौसम में एकदम ठंड में जाने, शरीर की रोग प्रतिरोधक क्षमता कम होने से खांसी होती है। यह छोटे बच्चों और वृद्धों में अधिक होती है, क्योंकि इनमें स्वभावतः रोग प्रतिरोधक क्षमता कम होती है। वृद्धावस्था में हृदय रोग होने पर खांसी होने की संभावना अधिक रहती है।

लक्षण

सूखी खांसी में गले में खराश होती है, जबकि बलगमी खांसी में खांसी के साथ बलगम भी निकलता है। खांसी बार-बार उठने से गले व छाती में दर्द महसूस होता है।

घरेलू चिकित्सा

सूखी खांसी व बलगमी खांसी की चिकित्सा अलग-अलग है।

सूखी खांसी

+ लौंग मुंह में रखकर चूसें।
+ पिप्पली चूर्ण और सेंधा नमक 1 : 2 के अनुपात में मिलाकर रख लें। आधा चम्मच सुबह-शाम गर्म पानी के साथ लें। अथवा 1 ग्राम छोटी पीपल का चूर्ण 1 चम्मच शहद के साथ चाटें अथवा छोटी पीपल पानी के साथ पीसकर 1 चम्मच की मात्रा में थोड़ा-सा गाय के घी के साथ गर्म करें और थोड़ा-सा सेंधानमक मिलाकर लें। इसका सेवन दिन में दो बार करें।
+ एक पाव तिल लेकर 1 लीटर पानी में पकाकर काढ़ा बनाएं। एक चौथाई रह जाने पर उतार लें व स्वादानुसार मिसरी मिला लें। यह काढ़ा दिन में तीन बार 2 से 4 चम्मच तक लें।
+ लौंग और कत्थे का चूर्ण बराबर मात्रा में लेकर, शहद मिलाकर मटर के आकार की गोलियां बनाएं और हर एक घंटे बाद एक गोली चूसें।
+ बहेड़े की छाल की डली मुंह में रखकर चूसें।
+ तुलसी, अदरक और प्याज का रस आधा-आधा चम्मच मिलाकर लें।

इनके बराबर शहद मिलाकर सुबह-शाम चाटें।

+ सरसों का तेल या देसी घी गर्म करके उसमें चुटकीभर सेंधानमक मिलाएं और दिन में 2-3 बार छाती पर मलें।

बलगमी खांसी का उपचार

+ एक ग्राम पान के रस में तीन गुना शहद मिलाकर दिन में तीन बार चाटें।
+ केले का छिलका जलाकर राख कर लें व छानकर रख लें। इसे आधा ग्राम की मात्रा में एक चम्मच शहद के साथ सुबह-शाम चटाएं।
+ अदरक के रस (आधा चम्मच) में सम भाग शहद मिलाकर चाटें। ऊपर से गर्म पानी पिएं।
+ तुलसी के चार-पांच पत्ते, 2 लौंग, 3-4 काली मिर्चें व थोड़ा-सा अदरक चाय के साथ उबालें। यह चाय दिन में तीन बार पिएं। साथ में चुटकी-भर नमक भी मिला लें।
+ सोंठ, मिर्च और पिप्पल का सम मात्रा में लिया गया चूर्ण एक ग्राम की मात्रा में समान भाग गुड़ या मिसरी मिलाकर दिन में दो बार लें।
+ 1 आंवले की गुठली निकालकर उसे 4 गुना दूध में उबालें। उबलते हुए दूध में आधा चम्मच घी भी डालें। सभी को एक-एक खुराक करके सुबह-शाम लें।
+ नाशपाती का रस सुबह-शाम पिएं।
+ पालक के रस से गरारे करें।
+ करेले की सब्ज़ी खिलाएं।
+ शलगम उबालकर पानी रोगी को पिलाएं।

आयुर्वेदिक औषधियां

सितोपलादि चूर्ण, चन्द्रामृत रस, करवीरादियोग, लवंगादिवटी, एलादिवटी, गोदन्ती भस्म, प्रवाल भस्म, वासावलेह, व्योषादिवटी आदि।

पेटेंट औषधियां

कासिल सीरप (माहेश्वरी), कोफोल सीरप (चरक), जूफेक्स सीरप (एमिल), डिकोफसिन गोलियां (एलारसिन), कासमर्द सीरप (संजीवन) इस रोग में लाभकारी हैं।

दमा (श्वास)

(Bronchial Asthama)

कारण

फेफड़ों में स्थित श्वासनलियों में दो प्रकार के नाड़ी सूत्र होते हैं। एक प्रकार के नाड़ी सूत्र जिनके उत्तेजित होने से एसीटाइलकोलीन की उत्पत्ति होती है, कोलीनर्जिक कहलाते हैं तथा दूसरे प्रकार के नाड़ी सूत्र जिनके उत्तेजित होने से एड्रीनलीन की उत्पत्ति होती है, एडरीनर्जिक कहलाते हैं। कोलीनर्जिक अथवा पैरासिम्पेथैटिक नाड़ी सूत्रों के उत्तेजित होने से श्वासनलियों की श्लेष्मकला फूल जाती है तथा उसमें स्थित श्लेष्म ग्रंथियों का स्राव (बलगम) बढ़ जाता है। इससे एक ओर श्वासनलियों के अंदर का मार्ग तंग हो जाता है, दूसरा उसमें बलगम जमा होता चला जाता है, जिससे सांस लेने में कठिनाई उत्पन्न होती है।

श्वास नलियों में संकुचन उत्पन्न करने वाले कोलीनर्जिक नाड़ी सूत्रों के उत्तेजित होने के विभिन्न कारण हैं, जिनमें विभिन्न दवाएं, भोजन यहां तक कि ठंडी हवा भी शामिल है। यह रोग वंशानुगत भी है, जिसका कारण नाड़ी मंडल की निर्बलता है। चिंता, व्याकुलता, निराशा आदि मानसिक कारणों से भी कोलीनर्जिक (पैरा सिम्पेथैटिक) नाड़ी सूत्र उत्तेजित होकर दमा को उत्पन्न करते हैं। असात्म्यता (एलर्जी) के कारण भी श्वास रोग हो सकता है, क्योंकि एलर्जी करने वाले तत्त्व जैसे धूल, फूलों के परागकण, भोजन, वस्त्र, पेट के कीड़े, कब्ज़ के कारण आंत में बनने वाला विष श्वासनलियों में विद्यमान किसी जीवाणु का विष आदि नाक तथा श्वासनलियों की श्लेष्मकला में विक्षोभ व सूजन पैदा करते हैं, जो अंततः श्वास रोग का कारण बनता है।

लक्षण

श्वासनलियों के तंग हो जाने से सांस के अंदर-बाहर जाने में काफी कठिनाई होती है, जिससे रोगी को सांस खिंच कर आता है।

घरेलू चिकित्सा

- आधा चम्मच रीठे के छिलके का चूर्ण सुबह खाली पेट एक सप्ताह तक रोगी को पानी के साथ सेवन कराएं। इससे दस्त और उलटी होगी तथा दमा ठीक हो जाएगा। इस दौरान मरीज को खाने के लिए थोड़ा-सा घी डालकर खिचड़ी दें।

- छोटी इलायची के बीज व मालकांगनी के बीज एक-एक ग्राम साबुत, 1 सप्ताह तक सुबह के समय पानी से निगलवाएं।
- फूली हुई सफेद फिटकिरी तथा मिसरी बराबर मात्रा में पीसकर इसमें से 2 ग्राम सुबह के समय पानी के साथ खिलाएं।
- आक का एक पत्ता और 25 काली मिर्चे लेकर खूब घोटें तथा मटर के दाने के बराबर की गोलियां बना लें। रोगी को 1 गोली सुबह के समय पानी के साथ खिलाएं।
- एक-एक चम्मच सरसों का तेल, बांसे के पत्तों का रस एक चम्मच तथा बेलपत्र के पत्तों का इतना ही रस मिलाकर एक सप्ताह तक दिन में एक बार दें।
- तुलसी के पत्तों का एक चम्मच रस बराबर की मात्रा में शहद मिलाकर सुबह-शाम चटाएं।
- तुलसी की पत्ती और कली 3-3 ग्राम लेकर पाव भर पानी में पकाएं। एक चौथाई रह जाने पर स्वादानुसार पुराना गुड़ मिलाकर लें। दिन में तीन से चार बार दें।
- अदरक के एक चम्मच रस में बराबर का शहद मिलाकर सुबह-शाम दें।
- छोटी पीपल, सोंठ और आंवला। सबको समान मात्रा में लेकर चूर्ण बनाएं। आधा चम्मच चूर्ण, आधा चम्मच देसी घी व एक चम्मच शहद मिलाकर दें।
- श्वास के वेग के समय बहेड़े का छिलका मुंह में रखकर चूसें।
- पेठे का चूर्ण आधा चम्मच की मात्रा में गुनगुने पानी के साथ दिन में दो बार लें।
- छोटी पिप्पल और सेंधानमक बराबर मात्रा में लेकर चूर्ण बना लें। अदरक के एक चम्मच रस के साथ 1 ग्राम चूर्ण रात को सोते समय लें।
- अदरक का रस, अनार का रस व इतना ही शहद मिलाकर 4-4 चम्मच की मात्रा में सुबह-शाम लें।
- सूखे अंजीर व मुलेठी बराबर मात्रा में लेकर कूट-पीसकर छान लें। इसका एक चम्मच चूर्ण बराबर मात्रा में शहद के साथ लें।
- शलगम उबालकर उसका पानी रोगी को पीने को दें।
- एक ताजा घिया लेकर उस पर जौ के आटे का लेप करें तथा सुलगती

हुई राख में दबा दें। भुन जाने पर पानी निचोड़कर सुबह-शाम 100-100 ग्राम की मात्रा में पिलाएं।

❈ रोगी को दिन में तीन-चार बार पके हुए अंगूर खिलाएं।

आयुर्वेदिक औषधियां

अगस्त्य हरीतकी अवलेह, वासावलेह, व्याघ्रीहरीतकी अवलेह, वासारिष्ट, कनकासव, तालीशादिचूर्ण, सोमयोग, चन्द्रामृत रस, अपामार्ग क्षार।

पेटेंट औषधियां

अस्थिगोन सीरप (एमिल), स्पाजमा सीरप (चरक), डिवाइन आस्था कैप्सूल (बी.एम.सी.), व एमेस्थावलेह (माहेश्वरी) श्वास रोग में प्रभावकारी।

जुकाम
(Common Cold)

कारण

जुकाम में नाक की श्लेष्मकला सूज जाने से नाक बंद हो जाती है या बहने लगती है। नाक के साथ-साथ गले में भी हलकी सूजन रहती है।

जुकाम (प्रतिश्याय) गर्मी को छोड़कर बाकी ऋतुओं में अधिक होता है। बालकों में अपेक्षाकृत अधिक होता है। ऋतुओं के बदलने के समय जब शरीर की रोग प्रतिरोधक शक्ति कम होती है, जुकाम का वाइरस शरीर पर हमला करता है। रोगियों के छींकने, खांसने, थूकने, हाथ मिलाने से यह रोग अन्य स्वस्थ व्यक्तियों को भी जकड़ लेता है। जो व्यक्ति पहले ही अजीर्ण, कब्ज़ आदि रोगों से पीड़ित हो या जिसे ठंड लग गई हो या जिन्हें धूल, धुएं आदि से एलर्जी हो, उन्हें यह रोग जल्दी-जल्दी और ज्यादा होता है।

लक्षण

नाक बंद हो जाती है या बहने लगती है। नाक में खुजली होती है, गले में दर्द व शुष्कता का अनुभव होता है। छींकें आती हैं जो नाक बहना शुरू होने के बाद कम हो जाती हैं। खांसी शुरू हो जाती है।

घरेलू चिकित्सा

+ तुलसी के सूखे पत्तों का क्वाथ बनाकर नस्य लें।
+ इमली के पत्तों का काढ़ा बनाकर चार-चार चम्मच दिन में दो बार लें।
+ रात को सोते समय नाक के दोनों छिद्रों में देसी घी लगाएं या सरसों के तेल की 2-1 बूंदें डालें।
+ यदि जुकाम पक गया हो, अर्थात नाक से पीला, दुर्गन्धयुक्त स्राव आ रहा हो, तो सोंठ 4 भाग, काली मिर्च 1 भाग व लौंग 1 भाग का चूर्ण बनाकर चाय में उबालकर पिएं।
+ तुलसी के पत्ते और गुलवनफ शा दो-दो भाग तथा मुलेठी, दालचीनी, ब्राह्मी, सोंठ और छोटी इलायची प्रत्येक के एक-एक भाग लेकर चूर्ण बना लें। तैयार मिश्रण में से एक ग्राम चूर्ण एक कटोरी पानी में उबालकर गर्म-गर्म पिएं।
+ एक कटोरी उबले हुए पानी में आधा नीबू व चुटकी भर नमक डालकर सुबह खाली पेट पिएं।
+ तुलसी के सूखे पत्तों का चूर्ण सिगार या चिलम में भरकर पिएं अथवा तुलसी के पत्तों का काढ़ा बनाकर सुबह-शाम 1-1 कटोरी पिएं अथवा तुलसी के पत्तों के एक चम्मच रस में बराबर का शहद मिलाकर चाटें।
+ रात को आधा पाव गुड़ या ताजे व भुने हुए गर्म चने खाकर सो जाएं, पानी न पिएं।
+ गेहूं के चोकर की बनी चाय सुबह-शाम पिएं, साथ में थोड़ा-सा नमक भी डाल लें।
+ तुलसी के पत्ते, अदरक, लौंग व काली मिर्च चाय में उबालकर पिएं।
+ सुबह-शाम 5-7 खजूर दूध में उबाल कर लें।
+ जुकाम पुराना होने पर 5 ग्राम अदरक घी में भूनकर सुबह-शाम लें या एक पाव दूध में इसे उबालकर उबली हुई अदरक चबाकर खाएं, ऊपर से गर्म दूध पी लें।
+ एक कटोरी दूध में एक चम्मच हलदी डालकर गर्म करें और थोड़ी-सी शकर डालकर रोगी को पिला दें।
+ 3 लौंगों को आधा कटोरी पानी में उबालें, पानी आधा रह जाने पर आंच से उतार कर थोड़ा नमक डालकर पिएं।

- रीठे का छिलका और कायफल सम भाग लेकर बारीक पीस लें। इसे सूंघने से छींक लगने लगेगी और जुकाम ठीक हो जाएगा।
- सोंठ, काली मिर्च और पिप्पली, तीनों को बराबर मात्रा में लेकर कूट लें। इस चूर्ण में इसका चार भाग गुना गुड़ मिलाकर मटर के दानें के आकार की गोलियां बना लें। एक-एक गोली दिन में तीन बार गर्म पानी से सेवन करें।

आयुर्वेदिक औषधियां

त्रिभुवन कीर्ति रस, नाग गुटिका, कोषादि वटी, चित्रक हरीतकी अवलेह, षड्बिंदु तेल।

पेटेंट औषधियां

त्रिशून गोलियां (झण्डु), फ्लूजैक्स गोलियां (संजीवन)।

तपेदिक (क्षयरोग–टी.वी.)

(Tuberculosis)

कारण

यह माइकोबैक्टीरियम ट्यूबरकुलोसिस नामक जीवाणु के संक्रमण से होने वाला रोग है। यह शरीर के किसी भी अवयव फेफड़ों, हड्डी, आंत या मस्तिष्क में हो सकता है। यह मुख्य रूप से फेफड़ों में संक्रमण उत्पन्न करता है, क्योंकि संक्रमित व्यक्ति के थूक द्वारा स्वस्थ व्यक्ति में भी आसानी से प्रवेश कर जाता है।

भोजन में पौष्टिक आहार की कमी, अधिक मेहनत करने से आई कमजोरी, शुद्ध वायु व प्रकाश की कमी तथा प्रदूषण के कारण रोग प्रतिरोधक शक्ति में कमी होने से संक्रमण होता है। छोटे बच्चों में खसरा व काली खांसी के कारण विभिन्न ग्रंथियों में हुए शोथ के कारण भी इस रोग के होने की संभावना हो सकती है। मधुमेह के रोगी में दुर्बलता आ जाने के कारण भी इस रोग के जीवाणु के प्रति शरीर में रोग प्रतिरोधक शक्ति कम हो जाती है। क्षय रोगी के संपर्क में प्रत्यक्षतः रहने वालों को यह रोग होने की संभावना अधिक रहती है। कमजोर स्त्री द्वारा बार-बार गर्भ धारण करने से भी यह रोग हो सकता है। रोग ठीक होने के बाद भी स्त्रियों में गर्भकाल के समय यह रोग पुनः प्रकट हो सकता है।

लक्षण

लगातार बुखार रहना, शरीर में कमजोरी आना, वजन में लगातार कमी आते जाना इस रोग के मुख्य लक्षण हैं। यदि फेफड़ों में संक्रमण हो, तो लगातार खांसी के साथ बलगम भी आता है। खांसी के साथ खून भी आ सकता है।

घरेलू चिकित्सा

+ बराबर भाग में लिए गए खजूर और मुनक्कों के 20 ग्राम कल्क में 1 ग्राम पीपल का चूर्ण मिलाकर एक चम्मच मिस्री व एक चम्मच शहद मिलाकर दिन में तीन बार दें।

+ धनिया, पिप्पली, सोंठ और अनार के बीजों की समान मात्रा लेकर बनाया गया काढ़ा 15 से 30 मि.ली. की मात्रा में दिन में 2 बार दें।

+ लहसुन की 1-2 कली सुबह-शाम ताजे पानी से लें। लहसुन में विद्यमान अलील सल्फाइड क्षय रोग के जीवाणुओं की वृद्धि रोकने में पूर्णतः सक्षम है या लहसुन की दो कली छील व पीसकर पाव भर दूध में उबालें। गाढ़ा होने पर पिएं। इसे दिन में 2 बार लें।

+ पेठे का स्वरस 20 मि.ली. एक चम्मच शहर में मिलाकर दिन में तीन-चार बार दें। पेठे के स्वरस के स्थान पर पेठे की मिठाई 100 से 150 ग्राम ले सकते हैं।

+ बासा (अडूसा) का स्वरस 20 मि.ली. की मात्रा में एक चम्मच शहद मिलाकर दिन में दो-तीन बार दें।

+ छोटी इलायची, तेजपात, नागकेसर और लौंग 1-1 भाग, मुनक्का, मुलेठी, मिस्री और छोटी पीपल 4-4 भाग लेकर कूट व छानकर चूर्ण बना लें। यह चूर्ण आधा चम्मच सुबह-शाम शहद के साथ रोगी को दें।

+ एक भाग पिप्पली चूर्ण लें। 4 भाग मिस्री और 16 भाग वासा (अडूसा) के स्वरस को मंद आंच पर पकाएं। गाढ़ा होने पर पिप्पली चूर्ण इसमें मिला लें। फिर इसमें दो भाग गाय का घी मिलाकर बार-बार चलाएं। ठंडा होने पर इसमें चार भाग शहद मिलाएं। एक से दो चम्मच की मात्रा में सुबह-शाम रोगी को चटाएं।

+ पांच-सात पीस खजूर लेकर 250 ग्राम दूध में धीमी आंच पर औटाएं। आधा घंटे बाद इसे उतार लें। पहले खजूर चबा-चबाकर खाएं, ऊपर से दूध पी लें।

- बेलगिरी के पके फल का शरबत पिएं।
- एक पका केला लेकर आधा कप दही में अच्छी तरह मिला लें। एक चम्मच शहद और एक कप नारियल का पानी मिलाकर सुबह-शाम लें।
- दिन में तीन-चार बार रोगी को अंगूर का रस पिलाएं।
- चार-चार अंजीर गाय के दूध में उबालकर रोगी को पहले अंजीर खिलाएं, बाद में दूध पिलाएं।
- दो-दो केले दिन में तीन-चार बार खाने को दें।
- केले के पत्तों का चार चम्मच रस, दो चम्मच शहद मिलाकर रोगी को दिन में तीन-चार बार दें।
- मुनक्का, पिप्पल और मिस्री बराबर मात्रा में कूट-पीसकर चूर्ण बना लें। एक-एक चम्मच दिन में तीन बार शहद के साथ लें।

आयुर्वेदिक औषधियां

माणिक्य रस, भृंगराजासव, शृंग्यर्जुनाद्य चूर्ण, कर्पूराद्यचूर्ण, जीवन्त्यादि घृत, पाराशर घृत, कुंकुमाद्य घृत, द्राक्षावलेह, चन्दनादि तेल, चातुर्भद्रावलेह, अष्टांगावलेह, वासावलेह, अगस्त्य हरीतकी, सूतशेखर रस, शुण्ठ्यादि चूर्ण, जयमंगल रस, सितपूर्णेन्दु रस, वसन्तमालती रस, मुस्ताद्यवलेह, यन्मान्तक लौह, क्षयकेसरी रस, पिप्पल्यासव, कुमुदेश्वर रस आदि।

पेटेंट औषधियां

डिवाइन हैल्थ एड व डिवाइन लाइफ कैप्सूल (बी.एम.सी. डिवाइन फार्मा), स्वामला कम्पाउन्ड (धूतपापेश्वर)।

नाड़ी संबंधी रोग

सिर दर्द
(Headache)

कारण

यह एक सर्वव्यापी समस्या है, जो किसी भी आयु वर्ग में कभी-न-कभी देखने को मिलती है। सिर दर्द वास्तव में अनेक रोगों के लक्षण के रूप में मिलता है। मानसिक रोगों जैसे चिंता, शोक, क्रोध, अनिद्रा के अलावा शारीरिक रोगों कब्ज, कमजोरी, साइनोसाइटिस आदि में सिर दर्द की शिकायत मुख्य रूप से मिलती है। शारीरिक व मानसिक, दोनों ही प्रकार के रोगों में बदलती हुई दोषपूर्ण जीवनशैली मुख्य रूप से जिम्मेवार है। आयुर्वेद में शिरो रोग के अंतर्गत वर्णित इस रोग के 10 भेद किए गए हैं। यदि लंबे समय तक सिर दर्द बना रहे, तो चिकित्सक से जांच करा कर मूल रोग की चिकित्सा कराएं। निम्नलिखित योगों का प्रयोग सिर दर्द के सामान्य उपचार के रूप में कर सकते हैं–

- नौसादर और चूना बारीक करके शीशी में कड़ी डाट लगाकर रखें। इसे सूंघने से सिर दर्द में तुरंत लाभ होता है।
- सिर और माथे पर बादाम रोगन की मालिश करें।
- काली मिर्च का चूर्ण भांगरे के स्वरस के साथ पीसकर नस्य लें।
- भांगरे के रस में बराबर का दूध मिलाकर प्रयोग करें।
- आक के पत्ते गर्म करके सिर पर बांधें।
- तारपीन के तेल में थोड़ा कपूर मिलाकर नस्य लें।
- तुलसी के पत्ते कूट-पीसकर छान लें। यह चूर्ण नसवार की भांति सूंघने से सिर दर्द दूर हो जाता है।

- छोटी इलायची के बीज बारीक पीसकर नसवार की तरह सूंघें।
- 5 ग्राम आकाशबेल को पानी या बकरी के दूध में घोटकर सुबह खाली पेट पिलाएं। एक-से दो सप्ताह तक दें।
- 1 भाग धनिया, 2 भाग उस्तेखदूदूस व 1 भाग काली मिर्च को कूट पीसकर चूर्ण बना लें। आधा चम्मच दवा सुबह खाली पेट लें। लगभग 10-15 दिन तक प्रयोग करें।
- यदि कब्ज के कारण सिर दर्द हो, तो रात को सोते समय एक चम्मच त्रिफले या आंवले का चूर्ण गर्म पानी से लें।
- यदि धूप में घूमने से सिर दर्द हो, मेहंदी के फूल सिरके में पीसकर माथे पर लेप करें।
- यदि ठंड में घूमने से सिर दर्द हुआ हो, तो दालचीनी को पानी के साथ पीसकर माथे पर लेप करें।
- आक के पत्तों का रस 2-2 बूंद दोनों नथुनों में डालें।

आयुर्वेदिक औषधियां

दशमूल तेल व षड्‌बिन्दु तेल, का नस्य सिर दर्द में लिया जाता है। खाने के लिए शिरःशूल वज्रादि रस, चंद्रकांता रस व महालक्ष्मी विलास रस का प्रयोग किया जाता है।

पेटेंट औषधियां

सिफाग्रेन गोलियां व नाक में डालने की दवा (चरक), गोदन्ती मिश्रण (बैद्यनाथ), ट्रेक्वीनील फोर्ट गोलियां (चरक)।

आधासीसी
(Migrain)

कारण

आयुर्वेद में इस रोग का उल्लेख अर्धावभेदक के नाम से आया है। इसका वेग कभी-कभी उठता है और दर्द कई घंटों तक रहता है। यह दर्द प्रायः आधे सिर में रहता है, लेकिन कभी-कभी पूरे सिर में और गरदन में भी फैल जाता है।

सिर को रक्त की आपूर्ति करने वाली रक्तवाही धमनियों के फैल जाने या उनमें रक्त के अधिक भर जाने के कारण यह रोग हो जाता है। अजीर्ण, जीवाणु संक्रमण, एलर्जी आदि कारणों से रक्तवाहिनियों की कार्यप्रणाली पर विपरीत प्रभाव पड़ता है, जिससे मांसपेशियों को पूरा रक्त नहीं मिल पाता और तीव्र दर्द के रूप में यह रोग प्रकट होता है। क्रोध, चिंता, तनाव आदि मानसिक कारणों से भी यह रोग हो सकता है।

लक्षण

सुबह उठते समय सिर चकराने लगता है और आंखों के सामने अंधेरा छाने लगता है। उलटी महसूस होती है। 10-15 मिनट के बाद एक कनपटी के पास दर्द अनुभव होता है। जिधर दर्द होता है, उधर की आंख की पुतली फैली हुई मिलती है। 2-3 घंटे के बाद दर्द कुछ कम होने लगता है। रोगी को कमजोरी महसूस होती है व उसे नींद आ जाती है। उठने पर दर्द खत्म या कम हुआ मिलता है।

घरेलू चिकित्सा

- धनिए की गिरी, काली मिर्च व उस्तेखदूदूस सम मात्रा में लें। 1 ग्राम दवा ठंडाई की तरह पीसकर दो चम्मच शहद के साथ पाव भर पानी में मिलाकर तीन दिन तक सूर्योदय से पहले दें।
- रीठे का छिलका पानी में पीसकर दो-दो बूंद नाक में टपकाएं।
- गाय का ताजा घी या सरसों का तेल दो-दो बूंद सुबह-शाम उस ओर की नाक में डालें, जिधर दर्द हो रहा हो।
- पीपल के सूखे पत्ते को गोलाकार मोड़कर उसमें अजवायन के बीज रखकर बीड़ी की तरह पिएं।
- दालचीनी व छोटी इलायची बराबर मात्रा में पीसकर रख लें। एक चम्मच चूर्ण को 4 गुना तिल के तेल में गर्म करें। तेल को उतार कर, ठंडा कर माथे व सिर पर मालिश करें।

आयुर्वेदिक औषधियां

मुण्डी योग, त्रिफला चूर्ण या षडगं क्वाथ को चंद्रप्रभावटी के साथ देने का विधान इस रोग की चिकित्सा हेतु बताया गया है। षड्बिंदु तेल, अणु तेल या दशमूल तेल का प्रयोग नस्य हेतु किया जा सकता है।

पेटेंट औषधियां

सिफाग्रेन गोलियां व नाक में डालने की दवा (चरक) ट्रक्नीवील फोर्ट गोलियां (चरक) व गोदन्ती मिश्रण गोलियां (वैद्यनाथ)।

गृध्रसी
(Sciatica)

कारण

रीढ़ की हड्डी कशेरुकाओं से बनी होती है, जिनके बीच चक्रिकाएं (डिस्क) होती हैं। भारी दबाव पड़ने या झटका लगने से कोई डिस्क अपने स्थान से खिसक जाए या फट कर उसके अंदर का द्रव पदार्थ निकल जाए, तो पैर में जा रही नाड़ी दब जाती है, जिससे पैर में दर्द की अनुभूति होती है। मधुमेह, रीढ़ की हड्डी में सूजन या वृद्धि या श्रोणिगत कैंसर के कारण भी दर्द हो सकता है।

लक्षण

इस रोग में पैर में कूल्हे से नीचे की ओर तेज दर्द होता है। शुरू में कूल्हें से जांघ, फिर घुटने व बाद में पिंडलियों तक दर्द पहुंच जाता है। कभी दर्द बढ़कर एड़ी तक पहुंच जाता है।

घरेलू चिकित्सा

* रोगी को 2-3 सप्ताह बिस्तर पर पूर्ण विश्राम करना चाहिए, जिससे डिस्क के फटने या नाड़ी में सूजन के प्रभाव को नियंत्रित किया जा सके।
* बकायन वृक्ष की छाल को धूप में सुखाकर कूट लें व छान लें। इसमें बराबर मात्रा में पुराना गुड़ मिलाकर मटर के दाने के बराबर की गोलियां बना लें। एक-एक गोली सुबह व शाम के समय पानी के साथ दें।
* कुचला का घी में भूनकर बारीक पीस लें। 125 मि.ग्रा. की मात्रा में सुबह-शाम खाएं।
* एक भाग भुनी हुई सफेद फिटकिरी, दो भाग कीकर का गोंद व तीन

भाग मीठी सुरंजान लेकर बारीक पीस लें। इसे आधा-आधा ग्राम दिन में तीन बार दें।

* मीठा तेलिया दो भाग, फूला हुआ सुहागा चार भाग व काली मिर्च पांच भाग लेकर पीस लें। इसे अदरक के रस में एक सप्ताह तक घोटें और मटर के दाने के बराबर की गोलियां बना लें। एक-एक गोली सुबह-शाम दूध के साथ रोगी को दें।

* एरंड गृध्रसी में अत्यंत प्रभावकारी है। एरंड का 30 ग्राम तेल तीन गुना गोमूत्र में मिलाकर रात को पिएं या एरंड के बीज की गिरी को दूध में खीर बनाकर सुबह-शाम लें।

आयुर्वेदिक औषधियां

शिवागुग्गुल, पथ्यादिगुग्गुल, लशुनपाक, लशुनाष्टक, शुंठी आदि पायस, महानिम्ब क्वाथ लाभदायक होता है। स्थानीय प्रयोग हेतु सैंधवादि तेल व महामाष तेल का प्रयोग किया जा सकता है।

अर्दित
(Facial Paralysis or Bells Palsy)

कारण

मस्तिष्क की सप्तम नाड़ी जिसकी शाखाएं चेहरे पर फैली होती हैं, में विकृति के कारण अर्दित रोग होता है।

मस्तिष्क में रक्तस्राव या धमनी में अवरोध या सर्दी आदि कारणों से नाड़ी में सूजन हो जाने के कारण सप्तम नाड़ी में विकृति आने से यह रोग होता है।

लक्षण

यह रोग अचानक शुरू होता है। कभी-कभी इसके होने से पहले कान के नीचे दर्द होता है। रोग के आक्रमण से आधा चेहरा भावहीन हो जाता है और ऐसा लगता है कि मांसपेशियों में शक्ति नहीं है। चेहरा एक ओर को अकड़ा हुआ अनुभव होता है। होंठ पूरी तरह बंद नहीं होते, जिससे पिया हुआ द्रव बाहर निकलने लगता है। उस ओर की आंख की पलकें भी पूरी तरह बंद नहीं होतीं। रोगी साफ नहीं

बोल पाता। जीभ में एक ओर स्वाद का भी पता नहीं चल पाता। रोगी का चेहरा एक ओर को (रोग से प्रभावित दिशा से विपरीत दिशा में) घूमा या खिंचा हुआ महसूस होता है।

घरेलू चिकित्सा

* रोगी को फुटबॉल के अंदर रहने वाला रबड़ का ब्लैडर फुलाते रहना चाहिए, जिससे मांसपेशियों व नाड़ी को क्रियाशील होने में सहायता मिले।
* बच व सोंठ समान मात्रा में कूट-पीसकर छान लें। एक-एक ग्राम दवा शहद के साथ सुबह-शाम चटाएं।
* शुद्ध कुचले का चूर्ण 125 मि.ग्रा. की मात्रा में आधी चम्मच शहद में मिलाकर सुबह-शाम चटाएं व ऊपर से गर्म दूध पिला दें।
* सन के बीज बारीक पीसकर चूर्ण बना लें। दो-दो चम्मच सुबह-शाम शहद में मिलाकर दें।
* 10 ग्राम लहसुन पीसकर सुबह खाली पेट मक्खन के साथ दें।
* अलसी व तिल बराबर मात्रा में पीसकर लुगदी बनाएं, उसमें नमक व सरसों का तेल मिलाकर लेप बनाएं व गर्म-गर्म कानों के नीचे बांधें। एक सप्ताह बाद सैन्धवादि तेल या महानारायण तेल की मालिश करें।
* मल्ल सिंदूर व महागंधक योग 125 मि.ग्रा. प्रत्येक मिलाकर सुबह-शाम शहद साथ दें।

आयुर्वेदिक औषधियां

कंटकार्यादिक्वाथ, महायोगराज गुग्गुल व शतावरी घृत का प्रयोग किया जाता है। साथ ही षड्बिन्दु तेल, अणु तेल या माष तेल का नस्य देने का विधान भी है।

हृदय एवं रक्त वाहिनियों के रोग

हृदय रोग
(Cardio-Vascular Diseases)

कारण

विश्व में इस समय होने वाली कुल मौतों में से लगभग 30 प्रतिशत मौतें हृदय रोगों के कारण हो रही हैं। साधारणतः हृदय एक मिनट में लगभग 72 से 75 बार धड़कता है। इस प्रकार चौबीस घंटे में हृदय के स्पंदनों की संख्या एक लाख से अधिक हो जाती है। हृदय चार कपाटों में बंटा हुआ है। हृदय के कपाटों के संकोच से लगभग 2-3 औंस या 70 मि.ली. रक्त हर बार शरीर के विभिन्न अंगों में परिसंचरण हेतु निकल जाता है। हृदय अपना कार्य सुचारु रूप से करता रहे, इसके लिए आवश्यक है कि हृदय की धमनी के द्वारा हृदय की मांसपेशी को पर्याप्त रक्त मिलता रहे। संकोच के बाद पहले हृदय के दोनों ऊपरी कपाट और फिर दोनों निचले कपाट विश्राम करते हैं।

इसके अतिरिक्त यदि हृदय की मांसपेशियों तक रक्त पहुंचाने वाली धमनियों में कोई रुकावट आ जाए, तो भी हृदय की मांसपेशी को रक्त कम मिल पाता है। उपरोक्त में से किसी भी कारण से जब हृदय की मांसपेशी को रक्त कम मिलता है, तो हृदय की कार्य करने की क्षमता पर विपरीत प्रभाव पड़ता है। हृदय की धमनियों में रुकावट आ जाने से हृदय की मांसपेशी कमजोर व अल्पक्रियाशील हो जाती है। आधुनिक विज्ञान में इस रोग को मायोकार्डियल इन्फार्कशन कहा जाता है।

अधिक मात्रा में तथा गरिष्ठ भोजन करने पर पेट को अधिक मेहनत करने से मांसपेशियों को तथा चिंता, क्रोध, तनाव आदि मानसिक आवेशों के समय

66

मस्तिष्क को अधिक रक्त की आवश्यकता होती है। इन अंगों में अतिरिक्त रक्त की आपूर्ति करने में हृदय को अपनी क्षमता से तीन से पांच गुना तक अधिक कार्य करना पड़ता है। ये कारण यदि लंबे समय तक विद्यमान रहें तो हृदय की मांसपेशी की अतिरिक्त कार्य करने की शक्ति कम होने लगती है। इस रोग को वाम हृदय दौर्बल्य (लेफ्ट वैन्ट्रीकुलर फेलियर) कहा जाता है।

प्रौढ़ावस्था में धमनियों की मृदुता में कमी आने से धमनी काठिन्य (आर्टीरियो स्कलेरोसिस) की प्रक्रिया शुरू हो जाती है। इससे वाम हृदय के सामने रुकावट बढ़ जाती है, जिससे इसकी दीवारें मोटी हो जाती हैं। इसे हाइपर-ट्रॉफी ऑफ दि लेफ्ट वेन्ट्रिकल कहते हैं। ब्लडप्रेशर बढ़ने से उत्पन्न हुई इस स्थिति को हाइपरटेन्सिव हार्ट डिजीज कहते हैं। कभी-कभी वृक्क रोग के कारण धमनियों में ब्लडप्रेशर बढ़ जाने से भी यह स्थिति उत्पन्न हो सकती है। हृदय रोगों की शुरुआत अमेरिका व अन्य पश्चिमी देशों से शुरू हुई, लेकिन अब ये रोग विकासशील देशों में फैल रहे हैं। इन रोगों का कारण आनुवंशिक तो है ही, मुख्य रूप से परिवर्तित दोषपूर्ण जीवन शैली इनमें भारी बढ़ोत्तरी के लिए जिम्मेवार हैं। साथ ही शारीरिक श्रम में कमी, तनाव में वृद्धि, भोजन में वसा की बढ़ती मात्रा तथा रेशे का घटता अनुपात आदि भी इन रोगों के लिए जिम्मेवार हैं।

लक्षण

इस अवस्था में थोड़ी सी मेहनत करने या सीढ़ियां चढ़ने से सांस फूलने लगता है। कभी-कभी सीने में दर्द भी महसूस होता है। बेचैनी, घबराहट, चक्कर आना आदि लक्षण मिल सकते हैं।

बचाव के लिए सावधानियां

हृदय रोगों से बचाव हेतु कम वसा युक्त रेशे वाला शाकाहारी भोजन, मदिरा सहित अन्य नशीली वस्तुओं का त्याग, तनाव से मुक्ति तथा शारीरिक व्यायाम–ये चार गुर हैं, जिन्हें यदि एक साथ अपनाए जाएं तो बेहतर परिणाम मिलते हैं। संतृप्त वसायुक्त आहार के सेवन से शरीर में कोलेस्ट्रोल का स्तर बढ़ने से हृदय रोगों का खतरा बढ़ जाता है। अतः संतृप्त वसायुक्त घी, मक्खन, क्रीम एवं नारियल तेल के प्रयोग से बचना चाहिए। भोजन में फल, सब्जियों व सलाद की मात्रा बढ़ानी

चाहिए, क्योंकि इनके प्रयोग से शरीर में कोलेस्ट्राल का स्तर घटता है। तम्बाकू, मदिरा व अन्य नशीले पदार्थों के सेवन से ब्लडप्रेशर बढ़ता और धमनियों में काठिन्य उत्पन्न हो जाता है। ध्यान व योग के द्वारा तनाव से मुक्ति मिल सकती है। साथ ही सात्विक विचार और व्यवहार भी तनाव मुक्ति में सहायता करते हैं। शरीर में कोलेस्ट्रोल का स्तर घटाने व धमनी काठिन्य से बचाव हेतु व्यायाम अति आवश्यक है और रोज 10 मिनट से आधा घंटा समय व्यायाम के लिए निकालकर हृदय रोगों से बचा जा सकता है।

घरेलू चिकित्सा

* अर्जुन की छाल पानी में उबाल कर लगातार प्रयोग करने से हृदय रोगों में लाभ पहुंचता है। छाल का चूर्ण भी प्रयोग किया जा सकता है।
* सुबह खाली पेट लहसुन की एक-दो कलियां पानी के साथ लेने से कोलेस्ट्रोल के स्तर में कमी आती है।
* प्याज का रस व शहद एक एक चम्मच मिलाकर सुबह खाली पेट लें।
* आंवले का चूर्ण एक एक चम्मच सुबह-शाम पानी से लें। कच्चा आंवला उपलब्ध हो तो 2-3 आंवले सुबह-शाम चबाकर खाएं।
* 1 नीबू का रस 1 गिलास पानी में डालकर सुबह-शाम लें।
* मौसमी, संतरे, अनार व गाजर में से किसी एक का रस सुबह-शाम एक-एक गिलास लें।
* पीपल की कोपलों का रस 2 चम्मच व शहद एक चम्मच मिलाकर प्रातः सायं लें।

आयुर्वेदिक औषधियां

अर्जुनारिष्ट, मृगमदासव, अकीक पिष्टी, मोती भस्म, याकूती रस, अभ्रक भस्म, योगेन्द्र रस, जवाहर मोहरा भस्म, स्वर्ण भस्म।

पेटेंट औषधियां

डिवाइन हृदय कैप्सूल (बी.एम.सी.फार्मा), अर्जुनिन कैप्सूल (चरक) व अबाना गोलियां (हिमालय) हृदय रोगों में लाभदायक हैं।

उच्च रक्तचाप

(Hypertension or High Blood Pressure)

कारण

विश्व भर में होने वाली कुल मौतों में से लगभग एक चौथाई उच्च रक्त चाप के कारण होती हैं। अभी तक उच्च रक्त चाप के अधिकतर रोगी 40-45 वर्ष की अवस्था के बाद इस रोग की गिरफ्त में आते थे, किंतु अब इस रोग का शिकंजा युवाओं को भी अपनी लपेट में ले रहा है। हृदय रोगियों में से लगभग 30 प्रतिशत तथा सामान्य व्यक्तियों में से लगभग 10 प्रतिशत उच्च रक्तचाप से पीड़ित हैं।

मुख्यतः धमनियों में लचीलापन कम होने व काठिन्य बढ़ने से तथा वाम हृदय दौर्बल्य के कारण रक्तचाप बढ़ता है। कोलेस्ट्रोल के जमाव के कारण रक्त-वाहिनियों का संकरा हो जाना भी इस रोग की उत्पत्ति में सहायक है। चिंता, क्रोध, तनाव आदि मानसिक भाव भी इस रोग को उत्पन्न कर सकते हैं, बेशक रोगी का हृदय व धमनियां पूर्ण स्वस्थ क्यों न हों। यह रोग शारीरिक श्रम न करने वाले, अधिक वसायुक्त भोजन करने वाले व्यक्तियों में अधिकतर होता है।

लक्षण

नींद में कमी, धड़कन का बढ़ना, चक्कर आना, घबराहट, बेचैनी, थोड़ी-सी मेहनत करने से ही सांस फूल जाना तथा बिना कारण के गुस्सा आना, ये इस रोग के मुख्य लक्षण हैं।

घरेलू चिकित्सा

- लहसुन की एक-दो कली सुबह खाली पेट पानी के साथ लें।
- सर्पगंधा का चूर्ण आधा-आधा चम्मच प्रातः व सायं लें।
- 2 से चार तक कच्चे आंवले सुबह-शाम चबाएं या एक-एक चम्मच आंवले का चूर्ण सुबह-शाम पानी के साथ लें।
- प्याज का रस व शहद एक-एक चम्मच मिलाकर प्रातः खाली पेट लें।
- मुसम्मी या संतरे का रस रोगी को एक-एक गिलास सुबह-शाम दें।
- 1 नीबू के रस में 1 चम्मच शहद मिलाकर 1 गिलास पानी में सुबह खाली पेट व शाम को भोजन से एक घंटा पहले लें।

रोगी को प्रातःकाल व्यायाम करना चाहिए तथा नंगे पैर घास पर घूमना

चाहिए । मांस, मदिरा, तंबाकू व अधिक वसायुक्त भोजन का त्याग कर देना चाहिए । चिंता, क्रोध व तनाव से बचने हेतु योग व ध्यान में प्रवृत्त होना चाहिए । हरी सब्जियों, परवल, करेला, पपीता तथा फलों के शरबत का सेवन विशेष रूप से करना चाहिए ताकि पेट साफ रहे ।

आयुर्वेदिक औषधियां

सर्पगन्धावटी, अर्जुनारिष्ट, याकूती, वातचिन्तामणि रस, मोती भस्म, जवाहर मोहरा, अकीक पिष्टी ।

पेटेंट औषधियां

सपेरा फोर्ट गोलियां (चरक), ब्रेन्टो गोलियां (झण्डु), सर्पाइना गोलियां (हिमालय) उच्च रक्तचाप में लाभकारी हैं ।

निम्न रक्तचाप
(Low Blood Pressure)

कारण

लंबे समय तक बीमार रहना, किसी गंभीर रोग से पीड़ित होना, नींद की कमी, भोजन में पोषक तत्त्वों की कमी, दिल का दौरा, सदमा आदि कारणों से निम्न रक्तचाप की शिकायत हो जाती है ।

लक्षण

थकान, कमजोरी, चक्कर आना, बार-बार जम्हाई आना, नींद अधिक आना, काम में रुचि न होना, ये इस रोग के मुख्य लक्षण हैं ।

घरेलू चिकित्सा

निम्न रक्तचाप के रोगी को पोषक आहार लेना चाहिए । मुसम्मी, संतरे, अनार या गाजर का रस सुबह-शाम लेना चाहिए । अधिक परिश्रम वाला कोई कार्य ऐसे रोगियों को नहीं करना चाहिए, बल्कि पूर्ण विश्राम करना चाहिए जब तक कि रक्तचाप सामान्य न हो जाए ।

निम्नलिखित औषधियों का प्रयोग निम्न रक्तचाप की चिकित्सा हेतु किया जा सकता है :

* 5-8 गुरबंदी बादाम व 3-4 काली मिर्चों को पीसकर एक चम्मच देसी घी में भूनें। जब भुन कर लाल हो जाए तो ऊपर से 7-8 किशमिश भी घी में छोड़ दें। ऊपर से लगभग 400 ग्राम दूध बरतन में डाल दें। दस-पंद्रह मिनट उबलने के बाद उतार लें। गुनगुना रह जाए तो पहले काली मिर्च, बादाम व किशमिश खूब चबाकर खाएं, ऊपर से दूध पी लें। यह प्रयोग सुबह-शाम करें। पहले दिन से ही रक्तचाप सामान्य होना शुरू हो जाएगा।
* भोजन के बाद हींग युक्त छाछ का प्रयोग करें।
* आंवलों का रस और शहद दो-दो चम्मच मिलाकर सुबह-शाम चाटें।
* 15-20 तुलसी की पत्तियों का रस व एक चम्मच शहद, एक कटोरी दही में मिलाकर लें।
* टमाटर, अंगूर, पालक, गाजर, संतरा, चुकंदर का प्रयोग करें।

आयुर्वेदिक औषधियां

लौह भस्म, नवायस लौह, पुनर्नवा मंडूर; लोहासव, अभ्रक भस्म, हीरा भस्म आदि का प्रयोग निम्न रक्तचाप की चिकित्सा हेतु किया जा सकता है।

पेटेंट औषधियां

मैनोल (चरक), एमीरोन सीरप (एमिल), डिवाइन हैल्थ प्लस व हैल्थ एड कैप्सूल (बी.एम.सी. फार्मा)।

दिल का दौरा
(Heart Attack)

कारण

हृदय की मांसपेशियों को रक्त आपूर्ति में बाधा से दिल का दौरा पड़ता है। मांसपेशियों तक रक्त ले जाने वाली धमनियों में अवरोध के कारण ऐसा होता है। यह अवरोध एकाएक पैदा नहीं होता, बल्कि धमनियों की दीवारों में कई सालों तक कोलेस्ट्रोल के लगातार जमाव होते रहने के कारण ऐसा होता है।

जब हृदय को रक्त की आपूर्ति कम होनी शुरू होती है तो व्यक्ति चलने-फिरने में बेचैनी व कभी-कभी छाती में दर्द महसूस करने लगता है। यह

स्थिति हृत्शूल (एंजाइना) कहलाती है। धमनियों में कोलेस्ट्रोल का जमाव बढ़ते जाने से हृदय की मांसपेशी को रक्त पूर्ति जब अधिक बाधिक होने लगती है, तो आराम के दौरान भी बेचैनी महसूस होने लगती है। इस स्थिति को असंतुलित हृत्शूल (अनस्टेबल एंजाइना) कहा जाता है। धमनी में जब तीन चौथाई से अधिक अवरोध हो जाए तो व्यक्ति को कभी भी दिल का दौरा पड़ सकता है। कुछ मामलों में धमनी में पूर्ण अवरोध होने पर ही दौरा पड़ता है। दिल का दौरा रात्रि के अंतिम प्रहर या भोर के समय वह भी ठंड के मौसम में विशेष रूप से पड़ता है। इसलिए रात्रि के अंतिम प्रहर या भोर के समय छाती में होने वाले दर्द की कभी भी उपेक्षा नहीं करनी चाहिए, क्योंकि दौरा पड़ने के तुरंत बाद चिकित्सा सहायता मिल जाए, तो जीवन रक्षा हो सकती है। दौरा पड़ने के बाद इलाज में जितनी देरी होगी, जीवन की संभावना उतनी ही क्षीण होती चली जाएगी।

लक्षण

दिल के दौरे में बेचैनी, दम घुटना व छाती में विशेष रूप से छाती के बीचोबीच दर्द होता है, जो बाएं कंधे या बाईं बांह की तरफ बढ़ता हुआ प्रतीत होता है। यह दर्द कभी-कभी गरदन, दांत, जबड़े या दाईं बांह में भी हो सकता है। घबराहट, सांस लेने में परेशानी व दिल में झटके भी महसूस हो सकते हैं। कुछ व्यक्तियों (विशेष कर मधुमेह के रोगियों) में दर्द की शिकायत बिलकुल भी नहीं होती। दिल के दर्द व अन्य दर्दों में एक खास अंतर यह है कि दिल का दर्द कभी भी एक स्थान पर सीमित नहीं होता। यदि कोई व्यक्ति अंगुली से दर्द को एक निश्चित स्थान पर दर्शाए तो यह दर्द प्रायः दिल का दर्द नहीं होता। दूसरा अंतर यह है कि अन्य दर्द बीच-बीच में कम-ज्यादा हो सकते हैं या थोड़ी देर के लिए बिलकुल खत्म हो सकते हैं। लेकिन दिल का दर्द लगभग आधा घंटे तक लगातार बना रहता है। हृदय रोगियों को थकावट लाने वाले मेहनत के कार्य तथा तनाव से खास तौर पर बचना चाहिए। थकावट वाले कार्य जैसे अधिक खाना, खाने के बाद नाचना, पहाड़ी पर चढ़ाई करना, बस या कार को धक्का लगाना, अच्छे सेक्स प्रदर्शन (खास कर अनजाने स्थान पर असमय व नए साथी के साथ) के प्रयास में आयु व शारीरिक क्षमता से अधिक मेहनत करना दिल के दौरे में अहम भूमिका निभाते हैं। तंबाकू, मदिरा व अन्य नशीले पदार्थों का सेवन करने वाले व्यक्तियों में दौरा पड़ने के बाद मृत्यु की संभावना अधिक रहती है।

सावधानी व बचाव

उच्च रक्तचाप, मधुमेह, तनावयुक्त जीवन, शारीरिक श्रम का अभाव, तंबाकू व मदिरा का सेवन, रक्त में कोलेस्ट्रोल का बढ़ा हुआ स्तर, अधिक वसा युक्त भोजन का प्रयोग दिल के दौरे के मुख्य कारण हैं। 35-40 वर्ष के पश्चात हृदय की नियमित जांच आवश्यक है, विशेष कर उपरोक्त में से किसी भी एक कारण की विद्यमानता के मामले में तो लापरवाही करनी ही नहीं चाहिए। खाना खाने के तुरंत बाद शारीरिक श्रम बिलकुल नहीं करना चाहिए। हृदय रोगी को सात्विक भोजन के साथ सात्विक आचार-विचार में प्रवृत्त हो जाना चाहिए। उपरोक्त में से किसी भी एक कारण की उपस्थिति मौत को निमंत्रण दे सकती है, अतः इनके निवारण हेतु योग व ध्यान का अभ्यास करना चाहिए।

घरेलू चिकित्सा

दौरे के समय

* अर्जुन की छाल का चूर्ण आधा चम्मच की मात्रा में जीभ के नीचे रखकर चूसें व रोगी को अपानवायु मुद्रा में लिटाएं या बैठाएं। अपानवायु मुद्रा में तर्जनी (अंगूठे के पास वाली उंगली) को अंगूठे की मूल में लगाते हैं तथा कनिष्ठ (सबसे छोटी उंगली) को सीधी रखते हैं। मध्यमिका व अनामिका (बीच की दोनों अंगुलियों) के अगले सिरे अंगूठे के अगले सिरे से मिलाकर दबाव लगाते हैं।
* रोगी को तुरंत अस्पताल पहुंचाएं।

दौरे के बाद

* अर्जुन की छाल को चूर्ण या काढ़े के रूप में नियमित रूप से प्रयोग करें। छाल का चूर्ण 10 ग्राम सुबह-शाम दूध के साथ प्रयोग कर सकते हैं। काढ़ा बनाने के लिए दो चम्मच चूर्ण को पाव भर पानी में उबालें व आधा रह जाने पर उतार लें। यह काढ़ा सुबह-शाम लें। काढ़े में इलायची व थोड़ा-सा दूध भी डाल सकते हैं।
* लहसुन की 2 कलियां सुबह खाली पेट लें।

आयुर्वेदिक औषधियां

अर्जुनारिष्ट, मृगमदासव व शंखपुष्पी का प्रयोग कर सकते हैं।

मूत्रवाही संस्थान के रोग

मूत्र-विष-संचार
(Uraemia)

कारण

वृक्कों का मुख्य कार्य है शरीर में अवांछित, विषैले पदार्थों को मूत्र के साथ बाहर निकाल देना। शरीर में बढ़े हुए अम्लीय द्रव्यों के शरीर से निष्कासन होते रहने से रक्त में अम्लीय द्रव्यों की वृद्धि नहीं हो सकती। रक्त में यूरिया, यूरिक एसिड व क्रिएटीनीन की मात्रा बढ़ जाने से यह रोग होता है। दूसरे पेशाब में सोडियम कम मात्रा में निकलने तथा जलीय अंश अधिक मात्रा में निकलने से भी यह रोग हो जाता है।

　　　　ब्लड प्रेशर बढ़ने, मूत्र मार्ग में अवरोध होने, प्रोस्टेट ग्रंथि की वृद्धि से यह रोग हो सकता है। इसी प्रकार जीर्ण वृक्क शोथ, मधुमेह जनित वृक्क रोग आदि के उपद्रव के रूप में भी यह रोग हो सकता है। यह रोग शरीर में निर्जलीकरण के कारण भी हो सकता है। रक्त में प्रोटीन के पाचन से उत्पन्न होने वाले पदार्थों की मात्रा बढ़ने से भी यह रोग हो सकता है। किसी भी कारण से शरीर में विषाक्तता होने से यह रोग उत्पन्न हो सकता है।

लक्षण

पेशाब बार-बार आना, विशेषकर रात के समय पेशाब की अधिकता रक्ताल्पता तथा उच्च रक्त चाप। मस्तिष्क को रक्त कम मिलने से याददाश्त में कमी, एकाग्रता में कमी, बेचैनी, बात-बात पर क्रोध आना आदि लक्षण हो सकते हैं। उच्च रक्तचाप के कारण लगातार सिर दर्द व कानों में आवाजें आने की शिकायत

हो सकती है । रोगी को नींद जल्दी आती है और जल्दी ही टूट जाती है । थोड़ा-सा परिश्रम वाला कार्य करते ही सांस फूलने लगता है । दृष्टि मंद हो जाती है । शरीर में दुबलापन आता चला जाता है ।

घरेलू चिकित्सा

+ रोगी को कम प्रोटीन युक्त भोजन देना चाहिए, पानी अधिक पिलाएं । दिन में तीन-चार बार एक-एक कटोरी दूध दे सकते हैं ।
+ तुलसी की 20 पत्तियों का काढ़ा बनाकर सुबह-शाम दें ।
+ रोगी को पपीता, आंवला व मेथी का सेवन अधिक कराएं ।
+ करेला व अनार का रस 4-4 चम्मच मिलाकर सुबह-शाम दें ।
+ गाजर का रस 1 गिलास सुबह-शाम पिलाएं ।

आयुर्वेदिक औषधियां

गोक्षुरादिक्वाथ, चंद्रप्रभावटी, चन्दनासव, गोक्षुरादिवलेह, बंगभस्म, पुनर्नवामंडूर आदि ।

मूत्रकृच्छ (पेशाब में जलन)
(Burning Micturation)

कारण

मूत्र प्रणाली में किसी रोग के संक्रमण होने, यौन रोगों के संक्रमण के कारण, किसी विष या दवा के प्रभाव से मूत्र गाढ़ा होने या कम मात्रा में आने के कारण पेशाब में जलन हो जाती है । वृक्कों या मूत्र नलिकाओं में पथरी होने से भी पेशाब में जलन हो सकती है । प्रोस्टेट ग्रंथि की वृद्धि के कारण भी यह समस्या उत्पन्न हो सकती है ।

लक्षण

पेशाब खुल कर न आना, कम मात्रा में आना तथा पेशाब करते समय जलन का अनुभव होना ।

घरेलू चिकित्सा

- रोगी को पानी या क्षारयुक्त पेय पदार्थ खूब पिलाएं।
- गाजर का एक-एक गिलास रस प्रातः-सायं दें।
- दो चम्मच धनिया पानी में भिगो दें। रात में भिगोया हुआ धनिया सुबह व सुबह भिगोया हुआ धनिया शाम को पीसकर एक चम्मच मिसरी मिलाकर सुबह-शाम लें।
- तुलसी की दस पत्तियां सुबह-शाम खाली पेट चबाकर ऊपर से पानी पी लें।
- दो छोटी इलायची पीसकर सुबह-शाम फांक लें, ऊपर से दूध पी लें।
- रोगी को मेथी का साग खिलाएं।
- नारियल का पानी सुबह-शाम पिएं।
- आलूबुखारा, अंगूर व आम के पके फलों का सेवन कराएं।
- नीबू, संतरा, मुसम्मी अनन्नास अथवा गन्ने का रस सुबह-शाम पिलाएं।

आयुर्वेदिक औषधियां

प्रवाल भस्म, चन्दनासव, उशीरासव, गोक्षुरादि गुग्गुल, वंग भस्म, देवदार्वाद्यारिष्ट आदि हैं।

पेटेंट औषधियां

डिवाइन के-क्लीन कैप्सूल (बी.एम.सी. फार्मा), ओरूक्लीन गोलियां (चरक), नीरी गोलियां व सीरप (एमिल), के-4 गोलियां (झण्डु), बंगशिल (एलारसिन) आदि दवाएं इस रोग में अच्छा लाभ करती हैं।

पथरी या वृक्काश्मरी

(Renal Calculus)

कारण

आहार के साथ शरीर में प्रविष्ट ऐसे द्रव्य, जो शरीर के लिए विषैले होते हैं, पेशाब के साथ मूत्र मार्ग से बाहर निकल जाते हैं। शरीर में गए जलीय तत्वों के शुद्धीकरण का कार्य गुर्दों से होता है। पाचन क्रिया में गड़बड़ी होने से, पानी कम मात्रा में पीने से तथा भोजन में क्षारीय पदार्थों की अधिकता से क्षारीय कणों का निर्माण होता है,

जो आकार में बहुत ही छोटे होते हैं। ये कण जब अधिक मात्रा में बनने लगें, तो आपस में मिलकर बड़े-बड़े दानों में बदल जाते हैं, जिन्हें पथरी (अश्मरी) कहा जाता है। पथरी यदि नुकीली हो, तो गुर्दे या मूत्रनली में घाव भी हो सकता है।

लक्षण

मूत्रनली या गुर्दे में घाव होने, घाव में संक्रमण होने या मूत्रनली में पथरी के अड़ जाने के कारण भयंकर दर्द होता है। मूत्र मार्ग का अवरोध होने के कारण पेशाब भी रुक सकता है।

घरेलू चिकित्सा

पथरी चूंकि भोजन में क्षारीय द्रव्यों की अधिकता के कारण होती है, अतः रोगी को आहार में क्षारीय पदार्थ लेने बंद कर देने चाहिए।

भोजन एवं परहेज

- रोगी को पालक, टमाटर, बैंगन, चाय, शराब, चाकलेट, मांस, उड़द, सूखे मेवे व लेसदार पदार्थ नहीं लेने चाहिए। तरबूज व खीरा तथा इन दोनों के बीज, मूली, आंवला, जौ, मूंग की दाल, अनन्नास, बथुआ व चौलाई के साग का अधिकाधिक प्रयोग करना चाहिए तथा पानी ज्यादा पीना चाहिए।
- गन्ने का एक-एक गिलास रस दिन में दो बार पिएं।
- बथुए के पत्तों का रस मिसरी मिलाकर सुबह-शाह एक-एक गिलास पिएं।
- कुलथी की दाल का पानी सेंधानमक मिलाकर दिन में दो बार एक-एक गिलास पिलाएं।
- आधा चम्मच हलदी को गुड़ के साथ सुबह-शाम दें।
- खीरे का रस सुबह खाली पेट 100 ग्राम की मात्रा में लेते रहें, जब तक पथरी न निकल जाए।
- रोगी को सुबह खाली पेट 1 गिलास सेब का रस पिलाएं।
- कच्चे नारियल का पानी दिन में चार-पांच बार पिएं।
- चुकंदर का रस चार चम्मच की मात्रा में दिन में तीन बार लें।
- मूली के 50 ग्राम बीज दस गुना पानी में उबालें। पानी आधा रह जाए, तो छानकर सुबह-शाम पिएं।

- चौलाई के पत्तों को कूटकर उसका रस निकाल लें। 50 ग्राम की मात्रा में यह रस सुबह-शाम पिएं।
- सुबह-शाम मरीज को 1-2 सेब खिलाएं।
- रोगी को दिन में तीन-चार बार अंगूर खाने को दें।

आयुर्वेदिक औषधियां

वृहत् वरुणादि क्वाथ, चंद्रप्रभा वटी, गोक्षुरादिगुग्गल, केसरयोग, तिदिक्षार आदि का प्रयोग किया जा सकता है।

पेटेंट औषधियां

डिवाइन के-क्लीन कैप (बी.एम.सी. फार्मा), नेफरॉल कैप्सूल, गोलियां, सीरप (माहेश्वरी), कैलक्यूरी गोलियां (चरक), पथरीना (वैद्यनाथ), सिस्टोन (हिमालय) का प्रयोग भी इस रोग की चिकित्सा हेतु किया जा सकता है।

प्राथमिक चिकित्सा

आग से जलना
(Burning)

आग से जलने पर निम्नलिखित उपाय करें—

- यदि आग का प्रभाव भीतरी मांस तक न हो, तो प्रभावित अंग अथवा शरीर के भाग को तुरंत पानी में डुबा लें। एक से दो घंटे तक पानी में डुबाने से न तो जलन होगी, न फफोले पड़ेंगे और न ही दर्द होगा। पानी ठंडा होना चाहिए और हर आधे घंटे बाद बदल लेना चाहिए। गर्मी का मौसम हो तो पानी में बर्फ भी डाल लें। यदि ज्यादा जला हुआ हो और आग का असर भीतरी मांस तक हो तो पानी न डालें।
- शरीर पर नारियल का तेल लगाएं। यदि त्वचा जल गई हो तो स्वच्छ वस्त्र (गॉज आदि) को नारियल के तेल में भिगोकर प्रभावित अंग पर रखें।
- यदि घाव बन गए हों, तो उबाल कर ठंडे किए हुए पानी में सुहागा घोल कर उस घोल से घावों को धोएं। सुहागे और पानी का अनुपात 1 : 20 हो। घावों को धोकर सुखाकर नारियल का तेल लगाएं।
- जले हुए स्थान पर शहद का लेप करने से भी तुरंत आराम मिलता है।
- नारियल का तेल और चूने का निथरा हुआ पानी बराबर मात्रा में मिला कर जले हुए भाग पर लेप करें।
- हींग को पानी में घोलकर साफ रूई से तुरंत ही जले हुए भाग पर लगाएं। इसके बाद उबाल कर ठंडे किए हुए पानी में हींग का घोल बना कर रख लें और हर तीन-चार घंटे बाद लगाते रहें।

79

✤ जले हुए अंग पर स्वमूत्र लगाएं। यदि त्वचा जल गई हो तो स्वच्छ वस्त्र स्वमूत्र में भिगोकर प्रभावित अंग पर रखें।

नकसीर
(Epistaxis)

यदि नाक से खून बह रहा हो, तो सबसे पहले उपाय के रूप में रोगी को बैठाकर रखें, ताकि खून पीछे की ओर न जाए। नाक को पूरी तरह से साफ करें ताकि खून का कोई थक्का नाक में न रह जाए। तत्पश्चात् निम्नलिखित उपाय करें—

✤ स्वच्छ वस्त्र (अधिमानत : विसंक्रमित गॉज) को वेसलीन अथवा शहद में भिगोकर नाक में अच्छी तरह भर दें।

✤ नाक को साफ करने के पश्चात् ताजा आंवलों का रस नाक में टपकाएं या साफ कपड़े को आंवले के रस में भिगोकर नाक में भर दें। यदि ताजा आंवले न मिलें तो सूखे आंवले पानी के साथ कूट-पीसकर पानी में भिगोकर उसकी नस्य दें।

✤ सुहागा पानी में घोलकर नाक में बूंद-बूंद कर डालें अथवा स्वच्छ वस्त्र को घोल में गीला कर नाक में भरें।

✤ सिर पर ठंडे पानी की धार डालें। तत्पश्चात् ताजे आंवले पीसकर या सूखे आंवलों को पानी में भिगोकर, कूट-पीसकर सिर पर लेप करें। सिर पर सुहागे के घोल का लेप भी किया जा सकता है।

आयुर्वेदिक औषधियां

एमाइक्लोट गोलियां (एमिल), पोसैक्स फोर्ट गोलियां (चरक) भी नकसीर की चिकित्सा हेतु प्रयोग में ला सकते हैं।

मूर्च्छा
(Unconciousness)

सदमा, दम घुटना, विषपान, विषाक्तता, अथवा सिर व मस्तिष्क पर चोट आदि कारणों से व्यक्ति मूर्च्छित हो सकता है। अन्य कारणों में मिर्गी, हिस्टीरिया,

मधुमेह, दिल का दौरा आदि शामिल हैं। अत्यंत गर्मी के प्रभाव से भी मूर्च्छा हो सकती है।

लक्षण

अपूर्ण व पूर्ण मूर्च्छा में अलग-अलग लक्षण मिलते हैं। अपूर्ण मूर्च्छा में रोगी किसी की बात का जवाब नहीं देता, रोगी की आंख छूने पर अवरोध करता है, रोगी की पुतलियां प्रकाश डालने पर सिकुड़ जाती हैं तथा रोगी की आंखें छूने पर प्रतिक्रिया व्यक्त करता है। इसके विपरीत पूर्ण मूर्च्छा में रोगी किसी भी बात का जवाब नहीं देता, उसे जगाया नहीं जा सकता, आंखें छूने पर रोगी कोई प्रतिक्रिया व्यक्त नहीं करता तथा प्रकाश डालने पर आंखों की पुतलियां स्थिर रहती हैं।

    ✦ रोगी को खुली हवा में सांस लेने दें। यदि भीड़ जमा हो तो, हटा दें, छाती व कमर के वस्त्रों को ढीला कर दें। सांस रुकने या मंद पड़ जाने की स्थिति में कृत्रिम सांस दें।

    ✦ रोगी को मुंह से कुछ न दें।

    ✦ जिस कारण से मूर्च्छा हुई है, उसका उपचार करें।

विषाक्तता
(Poisoning)

कारण

विष शरीर में निम्नलिखित मार्गों से प्रवेश कर सकता है–

भोजनी नली द्वारा–इसमें कीटनाशक व दवाइयों के अतिरिक्त नींद लाने वाले विष शामिल हैं–जैसे धतूरा, अफीम, संखिया आदि। जलाने वाले पदार्थों में तेजाब आदि पदार्थ शामिल हैं, जबकि तेल, पेट्रोल, पारा आदि न जलाने वाले पदार्थ हैं।

फेफड़ों में श्वास भाग द्वारा–विषैली गैस व धुआं आदि द्वारा भी विष का प्रवेश हो सकता है।

त्वचा द्वारा–इसमें टीके द्वारा विषैली दवाओं का प्रयोग अथवा जहरीले जानवरों के काटने पर विष शरीर में प्रवेश करता है।

लक्षण

+ चक्कर आना, उलटी होना, जी मिचलाना, दस्त लगना, पेट में दर्द होना।
+ होंठ, मुंह, गला व आमाशय में जलन तथा दर्द, ऐसा प्रायः तेजाब या दाहक पदार्थों की विषाक्तता में होता है।
+ गहरी नींद, चक्कर आना, दम घुटना, दौरा पड़ना, मूर्च्छा आदि।

विष चिकित्सा के सामान्य नियम

+ यदि रोगी होश में है तो उल्टी कराएं।
+ यदि रोगी मूर्च्छित हो तो पानी या अन्य कोई द्रव न पिलाएं। रोगी का सिरहाना नीचा करके उसे एक करवट लिटा दें, ताकि उल्टी हो तो बाहर निकल जाए।
+ श्वास क्रिया धीमी हो तो कृत्रिम श्वास दें।
+ रोगी को सोने न दें।

विष चिकित्सा के लिए सर्वप्रथम पेट का शोधन आवश्यक है। शोधन के लिए हलके गर्म पानी में नमक डालकर भर पेट पिलाएं, उलटी होने के बाद और पानी पिला दें। तीन-चार बार में सारा विष निकल जाएगा। गर्म पानी के विकल्प के रूप में विशेष रूप से तेजाब या दाहक पदार्थों की विषाक्तता में भर पेट दूध पिलाएं। कीटाणुनाशक विषों के मामले में पानी या पैराफीन का तेल पिलाएं। अम्ल या दाहक पदार्थों की विषाक्तता में वमन न कराएं।

पेट का शोधन करने के पश्चात् 100-150 ग्राम देसी घी गर्म करें और उसमें 15-20 काली मिर्च पीसकर मिला लें। काली मिर्चयुक्त यह देसी घी रोगी को पिला दें। घी यदि गाय का हो तो उत्तम है। 3 घंटे के बाद एक मात्रा पुनः दे सकते हैं।

सर्पविष
(Snake bite Poisoning)

कारण

सांप विषैला भी हो सकता है और विषहीन भी। विषैले सांप के जबड़े में दो से चार तक दांत होते हैं। विषहीन जातियों के सांप के जबड़े में चार से आठ तक दांत होते हैं।

लक्षण

सांप के काटे हुए स्थान पर दांत के निशान मिलेंगे, वहां से खून बहता हुआ मिलेगा। वहां सूजन, जलन व दर्द भी होगा। रोगी के मुंह से झाग निकल सकते हैं। रोगी को नींद आएगी व रोगी बेहोश भी हो सकता है। रोगी की आंखों की पुतलियां फैल जाएंगी।

घरेलू चिकित्सा

- सांप काटे स्थान से ऊपर हृदय की ओर 8-10 से.मी. पर कपड़े, रस्सी, डोरी आदि से कसकर बंधन बांध दें। चार-चार से.मी. ऊपर दो-तीन बंधन और बांध दें, ताकि जहर खून के साथ हृदय में न पहुंच सके। यदि सांप ने ऐसी जगह काटा हो, जहां बंधन न बांधा जा सके तो वहां बर्फ रगड़ें।
- बंधन बांधने के बाद नया ब्लेड लेकर सांप काटे स्थान पर चीरा लगा दें। नया ब्लेड न हो तो पुराना ब्लेड या कोई धारदार चाकू वगैरह आग की लौ में गर्म कर उससे चीरा लगाएं। चीरा लगाकर बंधन बांधे स्थान से ऊपर से नीचे की ओर दबाव लगाकर खून को बाहर निकालें, जिससे खून के साथ जहर भी बाहर आ जाएगा।
- रोगी को सोने न दें व उसे सांत्वना देने वाली बातें करते रहें।
- रोगी को तत्काल अस्पताल ले जाएं।

दम घुटना
(Asphyxia)

कारण

फेफड़ों में पर्याप्त मात्रा में ताजी हवा न पहुंचने से मस्तिष्क व हृदय आदि महत्त्वपूर्ण अंगों में ऑक्सीजन की कमी होने से उत्पन्न दशा को दम घुटना कहा जाता है।

पानी में डूबने, गला घोंटने, गले के अंदर सूजन होने तथा विषैली गैसों के धुएं के कारण फेफड़ों में पर्याप्त मात्रा में ऑक्सीजन का अभाव हो जाता है। विष के प्रभाव तथा बिजली का झटका लगने से भी शरीर के आवश्यक अंगों में ऑक्सीजन की कमी हो सकती है।

लक्षण

चक्कर आना, होंठ, नाक, कान व नाखूनों में पीलापन व बाद में नीलापन, नाड़ी की गति अनियमित होना, गरदन की शिराओं का फूल जाना व चेहरा नीला होना इस रोग के प्रमुख लक्षण हैं।

घरेलू चिकित्सा

- कारण दूर करें व रोगी को पर्याप्त हवा वाले स्थान पर रखें।
- श्वास प्रणाली मार्ग में यदि कोई रुकावट हो तो उसे दूर करें।
- आवश्यक हो तो कृत्रिम श्वास दें।
- रोगी को तुरंत अस्पताल ले जाएं।

दम घुटने पर विशिष्ट चिकित्सा

क. पानी में डूबने पर

रोगी को पेट के बल लिटाएं। कमर को ऊपर उठाएं ताकि फेफड़ों से पानी बाहर निकल जाए। पेट के नीचे मटका या चद्दर आदि कोई कपड़ा तह करके रखने से पानी सरलता से व शीघ्रता से पेट से निकल जाता है।

ख. गला घोटना व फांसी लगाना

रोगी की रस्सियां ढीली करें और रोगी को जमीन पर लिटा दें। कृत्रिम श्वास दें और रोगी को अस्पताल भेजें।

ग. बिजली का झटका लगना

बिजली की आपूर्ति बंद करें या लकड़ी के डंडे की सहायता से रोगी को बिजली के तार/स्विच आदि से अलग करें। आवश्यक हो तो कृत्रिम श्वास दें।

रक्त स्राव

(Heamorrhage)

यह दो प्रकार का हो सकता है—आंतरिक या गुप्त, बाह्य या प्रत्यक्ष।

आंतरिक रक्तस्राव

सिर, पसली या कूल्हे की हड्डी टूट जाने, गोली या चाकू लगने आदि कारणों से रक्तस्राव शुरू हो जाता है, जो बाहर नजर नहीं आता। उपरोक्त कारणों से मस्तिष्क, यकृत (जिगर), प्लीहा (तिल्ली) आदि अंगों से होने वाला रक्तस्राव प्रायः बाहर से नजर नहीं आता।

लक्षण

घबराहट, कमजोरी व चक्कर आना। प्यास अधिक लगना। छूने पर शरीर एकदम ठंडा महसूस होना। चेहरा और होंठ पीला पड़ जाना। धड़कन का स्पंदन मंद व गति तेज होना।

घरेलू चिकित्सा

* रोगी को मुंह से कुछ भी खाने या पीने को न दें।
* आवश्यक हो तो कृत्रिम श्वास दें।
* रोगी को तुरंत अस्पताल पहुंचाएं।

बाह्य रक्तस्राव

* यदि नाक से रक्तस्राव हो, तो रोगी को आगे झुकाकर बैठाएं, सिर व नाक पर ठंडे पानी से तर कपड़े की पट्टी करें, रोगी को नाक के बजाय मुंह से सांस लेने के लिए कहें और यदि नाक में खून जमा हो, तो उसे साफ करें।
* यदि कान से रक्तस्राव हो रहा हो, तो रोगी को चोट लगे कान की तरफ करवट करके लिटा दें। यदि दोनों कानों से खून बह रहा हो, तो सीधे लिटा दें।
* यदि सिर से खून बह रहा हो और हड्डी न टूटी हो तो साफ कपड़ा रखकर, दबाकर पट्टी बांध दें ताकि खून रुक जाए।

- यदि मुंह के अंदर से जीभ, मसूड़ों, दांत, दांत के गड्ढे, गाल या गले के ऊपरी भाग से खून आ रहा हो, तो मुंह को साफ कर रोगी को बर्फ चुसाएं। उसे किसी गर्म वस्तु का प्रयोग न करने दें।
- यदि पेट से खून आ रहा हो, तो रोगी को पीठ के बल घुटने मोड़कर लिटा दें। यदि पेट में चाकू या अन्य कोई धारदार हथियार घुसा हो, तो उसे निकालें नहीं। यदि चाकू निकल गया हो और अंतड़ियां बाहर न निकली हों, तो घाव पर कसकर पट्टी बांध दें। यदि अंतड़ियां बाहर निकल गई हों, तो उन्हें वापस अंदर न डालें, बल्कि साफ कपड़े से ढक कर ढ़ीली पट्टी बांध दें। रोगी को कुछ भी खाने या पीने को न दें और रोगी को तुरंत अस्पताल भेजने की व्यवस्था करें।

  यदि मामूली घाव या चोट हो और हलका रक्तस्राव हो, तो फिटकिरी के घोल से साफ करें। साफ करने के बाद शहद में गेरू या हलदी बारीक पीसकर मिलाएं व पट्टी कर दें।

दिल का दौरा
(Heart Attack)

कारण

विभिन्न कारणों से हृदय की मांसपेशियों में रक्त न पहुंचने से दिल का दौरा पड़ता है।

लक्षण

छाती में बाईं ओर दर्द की शिकायत। दर्द बाएं हाथ में विशेषकर छोटी अंगुली की ओर, गर्दन, पीठ या कन्धे की ओर भी हो सकता है। इसमें ठंडा पसीना आना। उलटी या दस्त की शिकायत भी हो सकती है। सांस लेने में कठिनाई हो सकती है। नाखून नीले व त्वचा पीली पड़ सकती है। सीने की हड्डी के नीचे भारीपन हो सकता है।

घरेलू चिकित्सा

- रोगी को सिर व कंधा थोड़ा ऊपर रखकर लिटाएं।
- रोगी के वस्त्र ढीले कर दें।

- सांस लेने में कठिनाई हो तो कृत्रिम सांस दें।
- यदि शरीर ठंडा हो तो कंबल लपेट दें।
- अर्जुन की छाल या छाल का चूर्ण पानी में उबालकर पिलाएं तथा आधा चम्मच चूर्ण जीभ के नीचे रखकर रोगी को चूसने के लिए दें।
- रोगी को तुरंत अपानवायु मुद्रा में बिठाएं। अपानवायु मुद्रा में तर्जनी अंगुली को अंगूठे की जड़ में लगाएं तथा बीच की दोनों अंगुलियों (मध्यमिका व अनामिका) के अगले सिरे अंगूठे के अगले सिरे से लगाएं। कनिष्ठिका (सबसे छोटी अंगुली) को अलग रखें। यह मुद्रा दिल के दौरे को तुरंत रोकने में अत्यंत प्रभावी है।
- रोगी को तुरंत अस्पताल भेजने की व्यवस्था करें।

चयापचय संबंधी रोग

स्कर्वी
(Scurvy)

कारण

यह रोग विटामिन 'सी' की कमी के कारण होता है । यह रोग किसी भी अवस्था में हो सकता है ।

शरीर की कोशिकाओं को परस्पर जोड़ने वाले स्नायु तंतुओं के निर्माण की प्रक्रिया हेतु विटामिन सी की उपस्थिति आवश्यक है । हड्डियों व दांतों के निर्माण हेतु भी इस विटामिन की आवश्यकता होती है । यह हमारे शरीर में कुल मिलाकर पांच ग्राम की मात्रा में होता है तथा अधिक होने पर पेशाब के साथ निकलने लगता है । बच्चों को इसकी 25 मि.ली. मात्रा, वयस्क को 70-75 मि.ली. तथा गर्भिणी व प्रसूता को 100-150 मि.ली. मात्रा प्रतिदिन आवश्यक होती है । बच्चों में मां का दूध नहीं मिलने से तथा वयस्कों व तरुणों में विटामिन सी पर्याप्त मात्रा में भोजन के द्वारा न मिलने से इस रोग की उत्पत्ति होती है ।

लक्षण

6 से 18 महीने के बीच की आयु के शिशुओं में विटामिन सी की कमी के कारण जांघ की हड्डियों के ऊपर व उनके आवरण के नीचे रक्तस्राव हो जाने के कारण शिशु को दर्द रहता है और टांगों को छूने से ही बच्चा चीखने लगता है । बालक दूध कम पीता है तथा बिना हिले-डुले पड़ा रहता है । बच्चे को हलका-सा बुखार भी रहता है । तरुण या वयस्क व्यक्ति में शरीर कमजोर, पीला, दुबला व शक्तिहीन

हो जाता है और थोड़ी-सी मेहनत करने पर सांस फूलने लगती है। भूख खत्म हो जाती है, मन उदास रहता है और शरीर निष्क्रिय। टांगों की त्वचा पर बालों की जड़ों के आस-पास की खून की पतली शिराओं में से हलका-हलका रक्तस्राव होने से बालों के चारों ओर के नीचे छोटे-छोटे लाल रंग के चकत्ते निकलने लगते हैं। बाद में धड़ की त्वचा पर बड़े-बड़े चकत्ते निकल आते हैं। त्वचा खुश्क खुर्दरी तथा मोटी हो जाती है। मसूढ़ों में सूजन व उनसे रक्तस्राव हो सकता है। रोग के बढ़ने पर टांगों की मांसपेशियों में रक्तस्राव होने से टांगों में दर्द होता है व उनमें गांठें बन जाती हैं, जिन्हें छूने पर तेज दर्द होता है। हृदय की मांसपेशियों में रक्तस्राव होने के कारण हृदय शूल का रोग भी हो सकता है। नाक से भी खून आ सकता है।

घरेलू चिकित्सा

* कच्चा आम इस रोग में बहुत लाभकारी है। रोगी को कच्चा आम खाने को दें या इसका पन्ना बनाकर दें। आम का मौसम न हो, तो अमचूर का सेवन कराएं।
* संतरे के रस में विटामिन सी पर्याप्त मात्रा में होता है, अतः रोगी को दिन में कई बार संतरा खिलाएं या संतरे का रस पीने को दें।
* चौलाई का साग खाने को दें।
* इस रोग में आलू का प्रयोग काफी प्रभावी है। आलू की सब्ज़ी, आलू का हलवा, आलू के परांठे, आलू का रायता और अन्य जिस रूप में संभव हो, आलू का प्रयोग कराएं।
* नीबू, संतरा, टमाटर, स्ट्राबेरी, हरी सब्जियों, अंकुरित अनाजों, दालों, प्याज आदि में विटामिन सी पर्याप्त मात्रा में होता है, अतः इनका प्रयोग भोजन में प्रचुर मात्रा में करें।

आयुर्वेदिक औषधियां

कुमारकल्याण रस, लाल तेल, रस पीपरी, आमलकी रसायन, आमलकी फल क्वाथ आदि।

रक्ताल्पता
(Anaemia)

कारण

रक्त में हीमोग्लोबिन की मात्रा सामान्य (13 से 16 ग्राम प्रति 100 क्यूबिक सेंटीमीटर) से कम होना या रक्त में रक्त कणों की संख्या सामान्य (50-55 लाख प्रति क्यूबिक मिलीलीटर) से कम होना रक्ताल्पता कहलाता है। यह स्थिति निम्नलिखित कारणों से हो सकती है–

लोहे की कमी : हीमोग्लोबिन के निर्माण हेतु एक स्वस्थ पुरुष को 27 मिलीग्राम लोहे की प्रतिदिन आवश्यकता होती है। इसमें से लगभग 20 मिलीग्राम टूटे हुए रक्तकणों से आता है (रक्तकण की आयु लगभग चार मास होती है और रक्तकणों का टूटना एक सामान्य प्रक्रिया है) और लगभग 7 मिलीग्राम भोजन से प्राप्त होता है। आंतों में विदाह होने या जीवाणु संक्रमण के कारण भोजन में विद्यमान लोहा जब आंतों में भलीभांति विलीन नहीं हो पाता तो रक्ताल्पता उत्पन्न हो जाती है। 16 से 45 वर्ष की आयु की स्त्रियों में माहवारी, गर्भ धारण, बच्चों को दूध पिलाने के कारण भोजन में लोहे की आवश्यकता विशेष रूप से होती है। इस आयु में स्त्रियों को यदि मलेरिया, श्वेत प्रदर या अन्य कोई जीवाणु संक्रमण हो तो उनमें रक्ताल्पता होने की संभावना अत्यधिक बढ़ जाती है। दुबलेपन को सौंदर्य की कसौटी मान बैठी किशोरियां और युवतियां, जो आधा-आधूरा भोजन करती हैं, रक्ताल्पता की शिकार सरलता से हो जाती हैं। रक्त परीक्षा करने पर रोगी के सीरम में लोहे की मात्रा काफी कम मिलती है। हीमोग्लोबिन भी कम हो जाता है। आमाशय में सूजन या संक्रमण होने की स्थिति में आमाशय में अम्ल का स्राव काफी कम हो जाता है। अम्ल की कमी के कारण लोहे का विलीनीकरण आंत के ड्येडीनम नामक भाग में सुचारु रूप से नहीं हो पाता, जिससे रक्ताल्पता की स्थिति उत्पन्न हो जाती है। इस स्थिति में न केवल व्यक्ति की कार्य करने की क्षमता घट जाती है, बल्कि शरीर की रोग प्रतिरोधक शक्ति में कमी आ जाती है।

यदि गर्भावस्था के दौरान स्त्री को रक्ताल्पता रहे तो गर्भस्थ शिशु को लोहा कम मिलता है। गर्भ के अंतिम तीन महीनों में शिशु को लगभग 400 मिलीग्राम लोहा प्राप्त होता है। यदि गर्भवती स्त्री को रक्ताल्पता हो अथवा किसी कारणवश शिशु समय से पहले सातवें या आठवें महीने में उत्पन्न हो जाए (रक्ताल्पता के कारण भी शिशु समय से पूर्व उत्पन्न हो सकता है), तो उसे लोहा आवश्यक मात्रा

से कम मिल पाता है। गर्भ में एक से अधिक बच्चे होने की स्थिति में भी लोहा कम मिलेगा। ऐसे मामलों में जन्म के महीने भर में ही शिशु में रक्ताल्पता की स्थिति उत्पन्न हो जाती है। जिन बच्चों को मां का दूध नहीं मिल पाता, उनमें भी जन्म के सात-आठ माह के बाद रक्ताल्पता उत्पन्न हो जाती है। गाय-भैंस के दूध या डिब्बेबंद दूध में लौह की मात्रा तो कम होती ही है, लोहे के विलीनीकरण हेतु आवश्यक एसकोर्बिक एसिड भी ऐसे दूध में नहीं होता। यदि ऐसे बच्चे में बुखार जल्दी-जल्दी आता हो या क्षय रोग आदि का संक्रमण हो, तो लोहे का शरीर में विलीनीकरण और भी कम हो जाता है।

कुपोषण : रक्तकणों के निर्माण हेतु फोलिक एसिड व विटामिन बी-12 की उपस्थिति अत्यंत आवश्यक है। फोलिक एसिड एसकोर्बिक एसिड की उपस्थिति में आंत में विलीनीकरण के पश्चात् यकृत में फोलीनिक एसिड के रूप में संचित होता रहता है। यकृत से यह रक्त द्वारा मज्जा में पहुंचकर रक्तकणों के विकास में सहायता करता है। इसी प्रकार आमाशय रस में विद्यमान एक एन्जाइम भोजन से आए विटामिन बी-12 को छोटी आंत में विलीन होने योग्य बनाता है, जहां से यह यकृत में जाकर संचित होता है। रक्त के द्वारा यकृत से अस्थिमज्जा में जाकर यह रक्तकणों के विकास में सहायता करता है। भोजन में यदि विटामिन बी-12 अथवा फोलिक एसिड की कमी हो तो अस्थिमज्जा में रक्तकण मैगेलोब्लास्ट अवस्था से नोरमो ब्लास्ट की अवस्था में विकसित नहीं हो पाते। इस अवस्था में जांच करने पर रक्तकणों का आकार सामान्य अवस्था (7.2 माइक्रोन व्यास) के बजाय बढ़ा हुआ। (8.4 माइक्रोन) मिलता है। आधुनिक चिकित्सा पद्धति में इसे मैकरोसाइटिक एनीमिया के नाम से जाना जाता है।

यकृत रोग : यकृत वृद्धि, यकृत शोथ व यकृत के अन्य रोगों में जब रक्तकणों के निर्माण हेतु आवश्यक तत्त्वों का यकृत में संचय नहीं हो पाता, तब भी रक्ताल्पता की स्थिति उत्पन्न हो सकती है।

औषधि जन्य रक्ताल्पता : कुछ एलोपैथिक दवाओं के प्रयोग से शरीर में फोलिक एसिड या विटामिन बी-12 की कमी हो जाती है जिसके फलस्वरूप रक्तकणों का निर्माण प्रभावित होने से शरीर में रक्ताल्पता हो जाती है। इनमें डैराप्रिम, रिफामाइसीन, फिनायनटाइन व बारबिचूरेट औषधियां प्रमुख हैं। अतः रक्ताल्पता दृष्टिगोचर होने पर रोगी से पूर्व में ली गई दवाओं के बारे में जानकारी लेना अत्यंत आवश्यक है।

रक्तस्राव जन्य रक्ताल्पता : चोट लगने या अन्य किसी कारण से तीव्र रक्तस्राव होने से भी रक्ताल्पता की स्थिति उत्पन्न हो जाती है। कैंसर, बवासीर,

परिणाम शूल (पेप्टिक अल्सर) आदि रोगों व पेट में कीड़े होने से चिरस्थाई रक्तस्राव की स्थिति में भी रक्ताल्पता उत्पन्न हो सकती है।

विष जन्य रक्ताल्पता : जीवाणु संक्रमण की विषाक्तता का प्रभाव अस्थिमज्जा पर होने से रक्तकणों के निर्माण में बाधा पड़ती है। इसी प्रकार हैपेटाइटिस, कैंसर, जीर्ण वृक्क रोग, मूत्र विष संचार आदि रोगों में शरीर में विषैले द्रव्यों की उत्पत्ति से शरीर में रक्तकणों की मात्रा में कमी हो जाती है। सीसा, सोना, रेडियम, संखिया आदि द्रव्यों तथा फिनाइनटाइन, क्लोरमफैनिकोल, क्लोरप्रोमाजीन, मैपाक्राइन आदि औषधियों के दुष्प्रभाव से भी रक्तकणों का विनाश हो जाता है और रक्तकणों के निर्माण में बाधा आती है।

लक्षण

शरीर में पीलापन, भार में कमी, चक्कर आना, शरीर में अशक्ति अनुभव होना इस रोग के लक्षण हैं।

घरेलू चिकित्सा

कारण व लक्षणों के आधार पर रक्ताल्पता की चिकित्सा की जाती है। सामान्यतः हरी व पत्तेदार सब्जियों, गाजर, आम, अनार, चीकू, सेब आदि फलों से रक्ताल्पता की चिकित्सा की जा सकती है। यदि आमाशय की गड़बड़ी हो, तो अजवायन, सौंफ, हरड़ व आंवले का प्रयोग उत्तम है। पेट में कीड़े हों तो उनकी दवा लें। यदि यकृत का कोई रोग हो तो उसकी चिकित्सा कराएं। किसी औषधि के प्रयोग से हुई विषाक्तता के कारण हुई रक्ताल्पता में औषधि का प्रयोग बन्द करें। निम्नलिखित आहार द्रव्यों का भोजन में विशेष रूप से प्रयोग कर रक्ताल्पता की समस्या का निवारण किया जा सकता है–पालक, बथुआ, गाजर, शलगम, सेब, संतरा, चुकंदर, प्याज, जामुन, आंवला, अंगूर, पपीता, आम, चौलाई, मुनक्का, अंजीर, ख़ूबानी, खजूर, अंकुरित चने, बादाम, केला, मसूर की दाल, टमाटर, किशमिश आदि।

आयुर्वेदिक औषधियां

नवायस लौह, लौह भस्म, मंडूर भस्म, पुनर्नवादि मंडूर, लोहासव, आरोग्यवर्धिनी वटी।

पेटेंट औषधियां

एमीरोन गोलियां व शरबत (एमिल), मैनोल सीरप व कैप्सूल (चरक), फेरोन कैप्सूल (माहेश्वरी), त्रिंगासव (माहेश्वरी)।

मधुमेह
(Diabetes Mellitus)

कारण

रक्त और मूत्र में शर्करा की मात्रा बढ़ जाने के कारण इस रोग को मधुमेह कहा गया है। आयुर्वेद में इसे प्रमेह का ही एक भेद माना गया है।

अनियमित आहार, शारीरिक श्रम का अभाव, चिंता, भय, तनाव, विषाद आदि मानसिक कष्टों की अधिकता, मोटापा, उच्च रक्तचाप आदि इस रोग के प्रमुख कारण हैं। आधुनिक मतानुसार इन्सुलिन उत्पादन करने वाले सेलों में विकृति के फलस्वरूप इन्सुलिन का निर्माण प्रभावित होता है, जिससे रक्त में शर्करा का स्तर बढ़ जाता है। दोनों मतों का समन्वय करते हुए कहा जा सकता है कि उपरोक्त वर्णित कारणों से इन्सुलिन निर्माण की प्रक्रिया में बाधा आती है, जिससे रक्त व बाद में मूत्र में शर्करा का स्तर बढ़ जाता है।

लक्षण

पेशाब बार-बार आना, मुंह सूखना, प्यास अधिक लगना, पिंडलियों में दर्द, थकान, कमजोरी, आलस्य, स्वभाव में चिड़चिड़ापन, किसी भी कार्य में मन न लगना आदि रस रोग के मुख्य कारण हैं। रोग बढ़ने के साथ-साथ कब्ज, नींद न आना, अपच आदि लक्षण भी उत्पन्न हो जाते हैं।

घरेलू चिकित्सा

मधुमेह के रोगी को नियमित रूप से प्रातः भ्रमण करना चाहिए। व्यायाम भी अति आवश्यक है। गरिष्ठ पदार्थों के बजाय भोजन में सुपाच्य व हलके पदार्थ लेने चाहिए। निम्नलिखित औषधियों का प्रयोग किया जा सकता है–

- जामुन की कोंपलें 30 ग्राम व 5 काली मिर्चें पानी के साथ पीसकर दिन में दो बार प्रयोग करें।
- जामुन की सूखी गुठलियों का चूर्ण 1 चम्मच दिन में तीन बार ताजे पानी के साथ लें।
- पके हुए अमरूद को उपलों (कंडे) की गर्म-गर्म राख में दबाकर भुर्ता बना लें। स्वाद के अनुसार जीरा, काला नमक व काली मिर्च मिलाकर सुबह-शाम लें।

- 10 बिल्वपत्र सुबह-शाम पानी के साथ पीसकर लें।
- एक चम्मच मेथी के दानों को थोड़ा कूटकर शाम को पानी में भिगो दें। सुबह इसे अच्छी तरह घोंटकर बिना मीठा मिलाए पी जाएं। इसके प्रयोग से 2 महीने में रोग बिलकुल ठीक हो जाता है।
- सूखा आंवला और सौंफ बराबर मात्रा में लेकर बारीक पीस लें। एक-एक चम्मच सुबह-शाम पानी के साथ लें।
- आधा चम्मच बारीक पिसी हुई हलदी 2 चम्मच शहद में मिलाकर सुबह-शाम चटाएं।
- नाश्ते के बाद ताजे करेलों का रस 20-30 ग्राम की मात्रा में लें।
- बेल के 20-30 पत्तों का रस निकाल कर सुबह-शाम लें।
- लहसुन की एक कली सुबह खाली पेट लें।
- 2 चम्मच नीबू का रस और 4 चम्मच आंवले के रस में एक चम्मच शहद मिलाकर सुबह खाली पेट लें।
- आधा चम्मच जीरा बारीक पीसकर सुबह-शाम लें।
- अंजीर के बीज गूदे से अलग कर, सुखाकर पीस लें। एक चम्मच चूर्ण एक चम्मच शहद के साथ खाली पेट लें।
- एक चौथाई चम्मच हींग भूनकर, पीसकर 2 चम्मच करेले के रस में मिलाकर सुबह-शाम लें।
- चार चम्मच आंवले का व चार चम्मच करेले का रस मिलाकर खाली पेट लें।
- करेले के पत्तों को 2 चम्मच की मात्रा के चूर्ण बनाकर उसमें चुटकी भर हींग मिलाकर सुबह के समय लें।
- यदि मधुमेह वंशानुगत हो तथा मोटापा भी हो, तो मीठे नीम के दस पत्ते सुबह खाली पेट 3-4 महीने तक चबाकर खाएं।
- चंदन को कूट-पीसकर चूर्ण बना लें। 1 चम्मच चूर्ण बराबर मात्रा में आंवले के चूर्ण के साथ एक गिलास पानी में उबालें। छानकर सुबह-शाम पिएं।
- दो चम्मच आंवले के रस में एक चम्मच शहद मिलाकर सुबह-शाम लें।
- खीरे का रस 100 ग्राम की मात्रा में सुबह खाली पेट लें।
- रोगी को शलगम की सब्जी खिलाएं।
- रोगी को दिन में कई बार टमाटर खिलाएं या टमाटर का रस पीने को दें।

- रोगी को दिन में तीन बार 4-5 चकोतरा के फल खिलाएं।
- सोयाबीन में काफी मात्रा में कार्बोहाइड्रेट है, लेकिन स्टार्च की मात्रा नगण्य है। सोयाबीन मधुमेह के रोगी हेतु सर्वोत्तम भोजन है, क्योंकि सोयाबीन में विद्यमान कार्बोहाइड्रेट से शर्करा के स्तर में वृद्धि नहीं होती।
- चने का प्रयोग मधुमेह में काफी लाभदायक है। अंकुरित चने, चने की रोटी, चने की सब्जी या भुने हुए चने खाने से इन्सुलिन ले रहे रोगियों को भी आशातीत लाभ होता है।
- अंकुरित उड़द एक मुट्ठी, एक चम्मच शहद और आधी कटोरी करेले के रस के साथ खाली पेट छह माह तक लें। इस दौरान भोजन में कार्बोहाइड्रेट न लें। इससे न केवल मधुमेह के उपद्रवों की शांति होती है, बल्कि मधुमेहजन्य नपुंसकता में भी चमत्कारिक लाभ होता है।
- अरहर की पत्तियों का रस 30 मि.ली. सुबह-शाम नमक मिलाकर लें।
- रोज 50 ग्राम भुनी हुई मूंगफली खाएं। इससे भोजन में पौष्टिकता तो बढ़ेगी ही, साथ ही रक्तवाहिनियों से संबंधित उपद्रव भी नहीं होंगे।

आयुर्वेदिक औषधियां

बसन्तकुसुमाकर रस, मधुमेहान्तक वटी, वृहत्तू सोमनाथ रस। स्वर्णघटित चन्द्रकान्त रस, शिलाजीत आदि आयुर्वेदिक दवाएं भी इस रोग में ली जा सकती हैं।

पेटेंट औषधियां

डिवाइन डायब कैप्सूल (बी.एम.सी. फार्मा), जम्बुलीन गोलियां (ऊंझा), डाइबिकोन गोलियां (हिमालय), एमरी प्लस (एमिल), हाइपोनिड गोलियां (चरक), मधुमेहारि योग (वैद्यनाथ), पैनक्रीओन कैप्सूल (माहेश्वरी)।

गठिया (आमवात)

(Arthritis)

कारण

इस रोग में हाथ-पैर, कंधे, घुटने, एड़ी, कलाई आदि सहित शरीर के जोड़ों में सूजन और दर्द रहता है। प्रौढ़ावस्था में इस रोग की उत्पत्ति अधिक होती है, किंतु

आहार-विहार की गड़बड़ी के कारण युवावस्था में भी यह रोग हो सकता है।

आधुनिक चिकित्सा विज्ञान में रिह्यूमैटॉयड फैक्टर को इस रोग का कारण माना गया है, जो रोगी के रक्त में पाया जाता है। आयुर्वेद में आहार-विहार की गड़बड़ी को इस रोग का मुख्य कारण माना गया है। कथित रह्यूमैटॉयड फैक्टर की उत्पत्ति विरुद्ध आहार-विहार के सेवन से शरीर में होने वाले रासायनिक परिवर्तनों के फलस्वरूप ही होती है।

लक्षण

यह एक व्यापक रोग है जो अस्थियों, पेशियों, फेफड़ों व हृदय आदि अंगों के आवरणों आदि के स्नायु तन्तुओं में होता है, जो बहुत धीरे-धीरे बढ़ता है। पहले हाथ की अंगुलियों, विशेषतः बीच की दो अंगुलियों की संधियों में सूजन से शुरू होती है। इसके बाद कलाई, कुहनी, घुटने आदि के जोड़ों में यह रोग फैल जाता है। शरीर में थकावट व कमजोरी के साथ मांसपेशियों में दर्द की शिकायत बढ़ती चली जाती है।

घरेलू चिकित्सा

+ हरड़ का 1/2 ग्राम चूर्ण 10 मि.ली. एरण्ड तेल के साथ सुबह-शाम लें।
+ सोंठ का 1/2 ग्राम चूर्ण 100 मि.ली. कांजी के साथ दिन में दो बार दें।
+ एरण्ड तेल 20 ग्राम की मात्रा में सुबह-शाम गर्म दूध के साथ दें।
+ सोंठ, अजवायन और बड़ी हरड़ सब को समान भाग लेकर चूर्ण बना लें एवं आधा चम्मच चूर्ण सुबह-शाम गर्म पानी के साथ दें।
+ बथुए के ताजा पत्तों का स्वरस डेढ़ से दो चम्मच सुबह-शाम लें। इसमें नमक, चीनी कुछ न मिलाएं।
+ बिनौले के तेल की मालिश करें।
+ मेथी के लड्डू बनाकर खाने से भी गठिया में आराम मिलता है, लेकिन ये सर्दी में खाने चाहिए।
+ तारपीन का तेल सरसों के तेल में मिलाकर मालिश करने से गठिया में लाभ पहुंचता है।
+ तुलसी की पत्तियां और एरण्ड की पत्तियों को सेंधानमक के साथ पीसकर गर्म कर लें और दर्द वाले जोड़ पर लेप करके ऊपर से कपड़ा बांध दें।

- लहसुन की एक कली दिन में 2-3 बार पानी के साथ निगलें या लहसुन को देसी घी में भूनकर अचार की तरह खाएं।
- नीम के तेल से नियमित रूप से संबंधित जोड़ों की मालिश करें।
- 2 चम्मच तिल के तेल में 2-3 काली मिर्च तब तक भूनें, जब तक जल कर कोयला न बन जाए। जब इतना गर्म रहे कि लगाया जा सके, तो जोड़ों पर लगाएं।
- एक भाग काली मिर्च व दो भाग सोंठ और इतना ही जीरा कूट पीसकर चूर्ण बना लें। यह चूर्ण 1/2 चम्मच की मात्र में दिन में 3 बार लें।
- दिन में तीन बार रोगी को 100-100 ग्राम आलू बुखारे खिलाएं।
- तरबूज का रस 50-50 ग्राम दिन में तीन बार पिलाएं। यदि सूजन अधिक हो, तो तरबूत के बीज कूटकर उनका रस भी साथ में मिला लें।
- पके हुए शहतूत दिन में कई बार खिलाएं।
- गठिया में सेब का प्रयोग बहुत लाभदायक है। विशेषकर उस स्थिति में, जब रक्त में यूरिक एसिड की मात्रा अधिक बढ़ी हुई हो। सेब में विद्यमान मैलिक एसिड रक्त में बढ़े हुए यूरिक एसिड की मात्रा को घटाकर गठिया सहित अन्य वात रोगों में भी शीघ्र लाभ पहुंचाता है।
- गठिया आदि वात रोगों में केला भी काफी लाभदायक सिद्ध हुआ है। पांच दिन तक रोगी को सिर्फ केले खिलाएं, कुछ और खाने को न दें।

आयुर्वेदिक औषधियां

त्रैलोक्य चिन्तामणि रस, वातचिन्तामणि रस, योगेन्द्र रस, महायोगराज गुग्गुल, रसराज रस, चिन्तामणि चतुर्मुख रस, चतुर्भुज रस, आमवातारि रस, एरण्ड पाक औषधियां इस रोग की चिकित्सा हेतु प्रयोग की जा सकती हैं।

पेटेंट औषधियां

डिवाइन रिलीफ कैप्सूल (बी.एम.सी. फार्मा), मस्काल्ट गोलियां व मस्काल्ट फोर्ट कैप (एमिल), आर. कम्पाउन्ड गोलियां (एलारसिन), रिमानिल तेल व कैप्सूल (चरक), रूमाविट गोलियां व तेल (संजीवन), मायोस्टाल तेल व गोलियां (सोल्यूमिक्स), रूहेम गोलियां व तेल (माहेश्वरी) आमवात में अत्यन्त प्रभावकारी हैं।

मोटापा
(Obesity)

कारण

खाने-पीने में वसायुक्त पदार्थों का अधिक प्रयोग, शारीरिक श्रम का पूर्णतः अभाव और दोषपूर्ण जीवन प्रणाली मोटापे का मुख्य कारण है। कभी-कभी मोटापा वंशानुगत भी चलता है। हारमोन असंतुलन के कारण भी मोटापा बढ़ सकता है।

लक्षण

शरीर के आकार व भार में लगातार वृद्धि होना, शरीर में चुस्ती, फुर्ती की कमी होना आदि।

घरेलू चिकित्सा

- सर्वप्रथम व्यक्ति को अपनी जीवन प्रणाली में सुधार करना चाहिए। शारीरिक व्यायाम व योगाभ्यास के अतिरिक्त अधिक वसायुक्त भोजन का त्याग करना चाहिए। खाने में फलों, सब्जियों व सलाद की मात्रा बढ़ा देनी चाहिए। मिठाई, आइसक्रीम, तले हुए भोजन को त्याग देना चाहिए।
- मूली के बीजों को अत्यंत बारीक पीसकर रख लें। 1 चम्मच चूर्ण को चार चम्मच शहद में मिलाकर चाटें। ऊपर से 1 गिलास पानी में चार चम्मच शहद व नीबू निचोड़ कर लें।
- 10 ग्राम त्रिफला चार चम्मच शहद में मिलाकर चाटें, ऊपर से चार चम्मच शहद पानी में मिलाकर पिएं।
- भोजन से पहले टमाटर, गाजर, खीरा, पपीता, पत्ता गोभी का सलाद काफी मात्रा में खाएं।

आयुर्वेदिक औषधियां

मेदोहर विडंगादि लौह, आरोग्यवर्धिनी वटी, नवाय लौह व नवक गुग्गुल का प्रयोग किया जा सकता है।

पेटेंट औषधियां

स्मार्ट कैप्सूल (माहेश्वरी), ओबेनिल गोलियां (चरक) भी अच्छा कार्य करती हैं।

गंजापन
Baldness (Alopecia)

कारण

बाल झड़ने के मुख्य कारण हैं—रक्त विकार, कमजोरी व त्वचा का संक्रमण। मानसिक कारणों में चिंता, क्रोध, शोक आदि प्रमुख हैं।

लक्षण

कंघी करते वक्त, नहाते समय या अपने आप ही सिर के बाल टूटने लगते हैं।

घरेलू चिकित्सा

+ सफेद या लाल चिरमठी (घुंघची) पानी में घिसकर लगाएं।
+ पत्ता गोभी के रस की सिर पर मालिश करें।
+ कमेला आठ गुना सरसों के तेल में इतना खरल करें कि तेल लाल हो जाए। सिर को नीम के पानी से धोकर यह तेल लगाएं।
+ दही को तांबे के बरतन में तांबे के चम्मच से इतना घोटें कि वह हरे रंग की हो जाए। इसके बाद इसे सिर पर लगाएं।
+ कनेर के पत्ते चार गुना सरसों के तेल के साथ कड़ाही में गर्म करें। जब पत्ते काले पड़ जाएं, तो तेल को उतारकर छान लें व सिर में लगाएं।
+ लहसुन का रस निकालकर सिर में लगाएं।
+ नीम और बेर के पत्तों को पानी में पीसकर सिर पर लेप करें व दो घंटे बाद धोलें।

आयुर्वेदिक औषधियां

आयुर्वेद में बालों को झड़ने से रोकने हेतु आंवला तेल, भृंगराज तेल आदि का विधान बतलाया गया है।

पेटेंट औषधियां

केशम हेयर आयल व कैप्सूल (माहेश्वरी)।

कैंसर
(Cancer)

कारण

शरीर के किसी भी अंग में कोशिकाओं की संरचना में अज्ञात कारणों से परिवर्तन होकर उनमें कैंसर जन्य तत्वों की प्रवृत्ति बन जाती है। जब ऐसे काफी सारे सेल इकट्ठे हो जाते हैं, तो किसी भी अंग में कैंसर की उत्पत्ति होती है।

कैंसर की उत्पत्ति शरीर की रोग प्रतिरोधात्मक शक्ति में कमी आने के कारण होती है। तम्बाकू, शराब आदि पदार्थों का प्रयोग करने वाले व्यक्तियों में रोग उत्पन्न होने की संभावना अधिक होती है।

लक्षण

शरीर के किसी भी अंग में गांठ बन जाना, कमजोरी, भार में कमी आदि लक्षण इस रोग में देखने को मिलते हैं। शरीर के जिस भाग में कैंसर हो, उसके अनुसार लक्षण अलग से मिलते हैं, जैसे आमाशय के कैंसर में भूख की कमी और कब्ज़। इसी प्रकार फेफड़े के कैंसर में छाती में दर्द, खांसी या रक्त वमन आदि।

घरेलू चिकित्सा

- तुलसी के 30-35 पत्तों की चटनी बनाकर छाछ के साथ सुबह-शाम दें। खाने के लिए दूध या दही ही दें।
- रोगी को पूरे दिन केवल गाजर का रस पिलाएं। लगभग एक माह में पूर्णतः आराम हो जाएगा।
- मेथी के दानों को रातभर पानी में भिगोकर रखें। अगले दिन व रात उसे गीले कपड़े में टांगकर रखें, जिससे वे अंकुरित हो जाएं। मेथी के ये अंकुरित दानें सुबह-शाम आधा मुट्ठी लेकर अच्छी तरह चबा कर खाएं।
- गेहूं के अंकुरित दानों को बहुत ही बारीक पीसकर एक चम्मच देसी घी में हलका-सा भूनें और ऊपर से दूध डाल दें। यह दूध सुबह-शाम लें।
- आधा-आधा कप चुकंदर का रस रोगी को सुबह-शाम दें। चाहें तो इसमें तीन से चार गुना तक गाजर का रस भी मिला सकते हैं।
- टमाटर व पालक का रस बराबर मात्रा में मिलाकर एक-एक गिलास सुबह-शाम दें। इसमें एक बड़े नीबू का रस भी मिला लें।

- मूंग, चना, सोयाबीन, गेहूं व मेथी बराबर मात्रा में लें और अंकुरित होने पर अच्छी तरह पीसकर दही के साथ लें। दही खट्टी न हो।
- लहसुन की 1-2 कलियां कूट-पीसकर पानी के साथ पिएं। यह पेट के कैंसर में विशेष रूप से लाभदायक है।
- प्रातःकाल काली तुलसी के पत्ते चबाकर ऊपर से गोमूत्र पिएं।

आयुर्वेदिक औषधियां

गुल्महर चूर्ण, वज्र भस्म, मल्लसिन्दूर, गन्धक रसायन, कांचनार गुग्गुल, शिग्रुगुग्गुल, रस माणिक्य, केसरगजकेशरी रस, आरोग्यवर्धिनी वटी, संजीवनी वटी, रसांजनघन वटी आदि।

पेटेंट औषधियां

डिवाइन हैल्थ एड व डिवाइन लाइफ कैप्सूल (बी.एम.सी. डिवाइन फार्मा)।

ज्वर

ज्वर
(Fever)

कारण

शरीर का तापमान सामान्य अवस्था में (98.6^0 फारेनहाइट या 37^0 सेंटीग्रेड) से बढ़ना ज्वर का सूचक है। वात, पित्त और कफ दोषों की न्यूनाधिकता के आधार पर आयुर्वेद में ज्वर के अनेक भेद बताए गए हैं। वास्तव में ज्वर तो एक सामान्य लक्षण है, जो शरीरगत किसी अन्य रोग को इंगित करता है। इसके निम्न कारण हैं :

1. ऋतु के अनुसार शास्त्रों में वर्णित भोजन न करना अर्थात् मिथ्या आहार-विहार करना विशेषकर बदलते हुए मौसम में ठंडी चीजें खाना।
2. बासी भोजन, सड़ी-गली वस्तुएं, कटे हुए फल व सब्जियों का प्रयोग करना।
3. अधिक गर्मी, धूप, ठंड, शीतल वायु व वर्षा से अपना बचाव न करना।
4. ईर्ष्या, द्वेष, क्रोध, लोभ, अभिमान आदि मानसिक भावों से मन में क्षोभ उत्पन्न होना।

घरेलू चिकित्सा

ज्वर के लक्षणों के आधार पर रोग विशेष की अलग-अलग चिकित्सा की जाती है, तथापि हलका-फुलका बुखार होने पर निम्नलिखित चिकित्सा शुरू में रोगी को दे सकते हैं। फायदा न मिलने और बुखार न उतरने पर रोग का भलीभांति निदान करने के लिए चिकित्सक की परामर्श लेनी चाहिए।

- लहसुन को पीसकर कल्क बनाएं और 5 से 10 ग्राम की मात्रा में सुबह-शाम रोगी को दें।

+ फुलाई हुई गुलाबी फिटकिरी 250 मि.ग्रा. की मात्रा में सुबह-शाम दें।

+ छोटी पीपल का चूर्ण शहद के साथ एक-एक चम्मच की मात्रा में सुबह-शाम दें।

+ सिर दर्द हो, तो बादाम रोगन अथवा भृंगराज तेल की मालिश करें।

+ पसीना न आ रहा हो, तो रोगी को गुनगुना पानी पिलाएं।

+ बेचैनी हो तो बादाम रोगन और गुलरोगन मिलाकर माथे पर मालिश करें।

+ सिर में दर्द होने पर घी में कपूर मिलाकर मलें।

+ रोगी को कब्ज़ और बेचैनी हो, तो 20-30 मिली लीटर एरंड तेल को गर्म दूध के साथ दें। एरंड तेल के स्थान पर हरड़ व सोंठ या हरड़ व सौंफ आधा-आधा चम्मच मिलाकर दूध के साथ ले सकते हैं।

+ ज्वर के साथ जुकाम भी हो, तो छोटी कटेरी और पित्तपापड़ा बराबर मात्रा में लेकर उसका काढ़ा बनाएं और दिन में तीन बार 20 मि.ली. की मात्रा में लें।

+ यदि वर्षा में भीगने या ठंडी हवा में रहने के कारण बुखार हुआ हो, तो चाय में तुलसी के 5 पत्ते, 2 लौंग, 3 काली मिर्च व चुटकी भर काला नमक डाल कर दें।

+ शीत ऋतु में, ठंडी हवा में या वर्षा में भीगने से होने वाले बुखार में 5 पिण्डखजूर या छुहारे दूध में उबालकर पहले खजूर खाएं, ऊपर से दूध पीकर पसीना लें।

+ वाइरल बुखार में 5 बादाम व 3 काली मिर्चें कूट कर एक चम्मच देसी घी में भूनें। इन दोनों के भुन जाने पर इसमें 5 किशमिश भी डाल दें और ऊपर से 400 ग्राम दूध डाल दें। जब 250 ग्राम बचा रह जाए, तो इसे पीकर कपड़ा ओढ़कर पसीना लें। जैसे-जैसे पसीना निकलता जाएगा, वाइरल बुखार उतरता चला जाएगा।

+ 7 तुलसी की पत्तियां, 4 काली मिर्चें व एक पिप्पल पानी के साथ पीसकर आधा कप पानी में मिला लें व दस ग्राम मिसरी मिलाकर सुबह खाली पेट पिलाएं। बुखार पूरी तरह उतरने तक दवा पिलाते रहें।

+ धनिया और सोंठ का सम भाग करके चूर्ण बना लें। 10 ग्राम नीम की छाल को 250 ग्राम पानी में पकाकर काढ़ा बना लें। इस काढ़े में 1 चम्मच चूर्ण मिलाकर सुबह-शाम रोगी को दें।

+ बेलगिरी के 30 पत्तों का रस दिन में तीन बार दें।

- नीम की 20 कोंपलें व 3 काली मिर्चें एक गिलास पानी में उबालें। एक चौथाई रह जाने पर इसे उतारकर सुबह-शाम पिएं।
- बुखार तेज हो, तो चंदन पीसकर माथे पर लगाएं।

आयुर्वेदिक औषधियां

ज्वरान्तकवटी, ज्वरघ्नवटी, हिंगुलेश्वर रस, ज्वरभैरव चूर्ण, ज्वर नागमयूर चूर्ण, त्रिपुर भैरव रस आदि।

पेटेंट औषधियां

क्यूरिल गोलियां व शरबत (चरक), डिवाइन रिलीफ कैप्सूल (बी.एम.सी. फार्मा), फीवम गोलियां (माहेश्वरी), जवरीना (संजीवन) लाभदायक हैं।

न्यूमोनिया (फुफ्फुस शोथ)
(Pneumonia)

कारण

प्रायः सर्दियों में होने वाला यह रोग उन बच्चों या बड़ों में किसी भी मौसम में हो सकता है, जिनकी रोग प्रतिरोधक क्षमता कम हो। शारीरिक दुर्बलता या वायु प्रदूषण के कारण अथवा दिन में प्रायः बंद कमरों में रहने वाले व्यक्तियों में ठंड लगने, जीवाणु संक्रमण या किसी अन्य विक्षोभक कारण से फेफड़ों में सूजन आ जाती है। आयुर्वेद में इसका उल्लेख श्वसनक ज्वर के नाम से आया है।

सर्दी के मौसम में एकदम ठंड में जाने से, गर्मी में पसीने की हालत में एकदम ठंडा पानी पी लेने से, ऐसे व्यक्तियों या बच्चों में जिनकी रोग प्रतिरोधक शक्ति कम होती है, कफ   के प्रकोप से या जीवाणु का संक्रमण होने से यह रोग होता है। पुरानी खांसी, दमा या हृदय रोग के चलते इस रोग के होने की संभावना बढ़ जाती है।

लक्षण

रोगी को बलगम के साथ खांसी, छाती में दर्द, भारीपन व बुखार रहता है। बलगम बहुत ही चिपचिपा (चिपकने वाला) होता है। रोगी की नाड़ी मंद चलती है। फेफड़ों

में बलगम जमा होने के कारण रोगी को सांस लेने में बहुत कठिनाई होती है तथा सांस तेज चलती है। रोगी सांस लेने में रुकावट अनुभव करता है तथा उसकी पसलियों में दर्द रहता है।

घरेलू चिकित्सा

+ अदरक और तुलसी के पत्तों का रस एक-एक चम्मच तथा एक चम्मच शहद मिलाकर रोगी को तीन बार दें।

+ एक भिलावा लेकर उसे आग पर गर्म करें। उसमें लोहे की सलाख से छेद करके दो बूंद तेल एक गिलास गर्म दूध में पका लें। तेल को दूध में अच्छी तरह मिलाकर रोगी को पिला दें और रोगी को कपड़ा ओढ़ा कर पसीना दिलवाएं। ऐसा दिन में एक बार ही करें।

+ तारपीन के तेल की छाती पर मालिश करें।

+ सरसों के तेल या देसी घी को गर्म करके उसमें चुटकीभर नमक डालकर मालिश करें।

+ तारपीन के तेल में बराबर मात्रा में तिल का तेल मिलाकर उसमें थोड़ा-सा कपूर मिला लें व इससे मालिश करें।

+ तीन काली मिर्चें और तीन तुलसी के पत्ते लेकर पानी में घोंट कर सुबह-शाम लें।

+ आधा चम्मच लहसुन का रस, 1 कटोरी दूध व 4 कटोरी पानी उबालें। एक चौथाई रह जाने पर इसे उतार कर ठंडा करें। यह काढ़ा दिन में तीन बार लें।

+ लहसुन का 1-1 चम्मच रस बराबर मात्रा में गर्म पानी मिलाकर दिन में तीन बार दें।

+ तुलसी के ताजा 20 पत्तों को 5 काली मिर्चों के साथ पीस लें और पानी में घोलकर सुबह-शाम पिएं।

आयुर्वेदिक औषधियां

स्वर्णभूपति रस, वृहत् कस्तूरी भैरव रस, विश्वेश्वर रस, गोरोचनादि वटी, संजीवनी वटी, कफ केतु रस।

मलेरिया
(Malaria)

कारण

यह रोग प्लाजमोडियम नामक जीवाणु से फैलता है और मादा एनोफिलीज मच्छर द्वारा मनुष्य को काटे जाने पर इसका संक्रमण होता है। मादा एनोफिलीज मच्छर द्वारा काटे जाने पर प्लाजमोडियम नामक जीवाणु मानव शरीर में प्रवेश कर जाता है। प्रवेश के लगभग 9 दिन बाद अपनी संख्या में हजारों गुना वृद्धि करके प्लाजमोडियम शरीर में मलेरिया बुखार को उत्पन्न करते हैं।

लक्षण

प्लाजमोडियम की विभिन्न तीन प्रकार की किस्मों के संक्रमण के आधार पर बुखार एक दिन, दो दिन या तीन दिन छोड़कर आता है। बुखार चढ़ने से पहले रोगी को ठंड लगती है। कुछ देर के बाद पसीना आकर बुखार उतर जाता है।

घरेलू चिकित्सा

+ 5 तुलसी के पत्ते व 3 काली मिर्च घोट कर सुबह-शाम रोगी को पिलाएं।
+ तीन ग्राम सत्यानाशी के साबुत बीज गर्म पानी से खिलाएं।
+ फिटकिरी को भूनकर पीस लें। एक ग्राम की मात्रा में सम भाग मिसरी मिलाकर सुबह-शाम तीन दिन तक दें।
+ बारीक पिसा हुआ कुटकी का 1 ग्राम चूर्ण, समभाग चीनी मिलाकर दो से तीन बार रोगी को ताजे पानी के साथ 3 दिन तक दें।
+ 1 ग्राम कुटकी व 1 ग्राम काली मिर्चों का चूर्ण, 1 चम्मच तुलसी का स्वरस व 1 चम्मच शहद के साथ सुबह-शाम दें।
+ खाने का पिसा हुआ साधारण नमक तवे पर धीमी आंच में भूनें। भुनते-भुनते जब काफी के रंग का हो जाए, तो उतार कर ठंडा करके बोतल में भर कर रख लें। ज्वर आने के नियत समय से थोड़ी देर पहले 1 चम्मच भुना हुआ यह नमक एक गिलास गर्म पानी में मिलाकर लें। इसकी एक खुराक बुखार उतर जाने पर भी लें। यह दवा लगातार दो दिन तक लें।
+ बेलगिरी के फूल व तुलसी की पत्तियां बराबर मात्रा में लेकर पीस लें व उनका रस निकाल लें। 1 चम्मच रस, 1 चम्मच शहद के साथ दिन में तीन बार लें।

✤ रोगी को दिन में तीन-चार बार चकोतरे खिलाएं। चकोतरे में प्राकृतिक रूप से कुनैन विद्यमान होती है।

आयुर्वेदिक औषधियां

सप्तपर्ण घनवटी, महाज्वरांकुश रस, कृष्णचतुर्मुख रस, चन्दनादि लौह, विषम ज्वारन्तक लौह, सर्वज्वरहर लौह आदि।

पेटेंट औषधियां

चिराकिन गोलियां (झण्डु), सुदर्शनधनवटी (वैद्यनाथ)।

मियादी बुखार
(Typhoid)

कारण

इसे मन्थर ज्वर, आन्त्र ज्वर, मोतीझारा इत्यादि नामों से भी जाना जाता है। इस रोग में लगातार कई दिनों तक बुखार रहता है। यह प्रायः गर्मी के मौसम में फैलता है। आंतों में मुख्य रूप से इसका संक्रमण होने के कारण ही इसका नाम आन्त्र ज्वर पड़ा।

सालमैनोला टाइफी नामक जीवाणु से फैलने वाला यह रोग अशुद्ध पानी व भोजन के कारण होता है।

लक्षण

जीवाणु संक्रमण के 12-14 दिन बाद इस रोग के लक्षण प्रकट होते हैं। 12-14 दिन के इस समय में शरीर में सुस्ती, सिर में दर्द व भूख की कमी रहती है। 12-14 दिन बाद बुखार चढ़ता है, जो बढ़ता चला जाता है। सुबह बुखार कम होता है, परंतु सांयकाल से बढ़ना शुरू हो जाता है। रोगी सुस्त रहता है, उसका पेट कुछ अफारा हुआ व स्पर्श करने पर गर्म प्रतीत होता है। प्यास अधिक लगती है। प्रथम सप्ताह के अन्त में पेट तथा छाती पर मोती जैसे चमकते हुए छोटे-छोटे दाने दिखाई देने लगते हैं। दूसरे सप्ताह में दाने लुप्त होने लगते हैं व बुखार उतरने लगता है। यदि चिकित्सा न की जाए, तो यह बुखार लंबे समय तक चलता है।

घरेलू चिकित्सा

यदि दाने निकलने शुरू हो गए हों या न निकले हों और प्रयोगशाला की जांच से मोतीझारा की पुष्टि हो जाए, तो निम्न योग प्रयोग में ले आएं :

1. 2 पके हुए अंजीर, 5 दाने मुनक्के व 3 ग्राम खूबकलां को 400 ग्राम पानी में पकाएं। आधा बचा रहने पर अच्छी तरह मल कर छान लें और मिसरी मिलाकर रोगी को पिलाएं। यह दवा सुबह-शाम, दोनों समय दें। जब तक दाने निकलते रहें, दवा देते रहें। साथ में तुलसी के 5-5 पत्ते भी खिलाते रहें। इसके सेवन से 3 दिन से लेकर 1 सप्ताह के अंदर बुखार उतर जाएगा। यदि बीच में दस्त लग जाएं, तो दवा बंद कर दें।

2. केसर 1 ग्राम व 15 तुलसी के पत्ते पीसकर पानी में घोलकर रोगी को पिलाएं।

3. यदि दाने खूब निकल आए हों, तो निम्न योग दें–250 ग्राम ऊर्क गावजबां मिट्टी के सकोरे में लेकर उसमें 19 हरे पत्ते लिसौड़ा के भिगो दें। प्यास लगने पर यह दवा मिसरी डालकर पिलाएं, इससे 3-4 दिन में बुखार उतर जाएगा।

4. 1 ग्राम केसर, 2 ग्राम काली मिर्च, 5 ग्राम लौंग, 5 ग्राम जावित्री व 10 ग्राम तुलसी के पत्ते लेकर साफ पानी के साथ पीस लें। पिसने पर इसमें 5 ग्राम मोती भस्म अच्छी तरह से मिला लें और इसकी 125 मिली ग्राम की गोलियां बना लें। एक-एक गोली सुबह-शाम गुनगुने पानी के साथ दें।

5. एक पका केला और चार चम्मच शहद मिलाकर सुबह-शाम लें।

आयुर्वेदिक औषधियां

सौभाग्य वटी, सिद्ध प्राणेश्वर रस, संजीवनी वटी, सितोपलादि चूर्ण, ज्वरहर लौह, पंचतिक्तादि क्वाथ आदि।

पेटेंट औषधियां

खमीरा मरवारीद खास (हमदर्द) जोकि एक यूनानी दवा है, आन्त्र ज्वर में दी जाए तो दाने शीघ्र व सुगमता से निकल आते हैं।

मानसिक रोग

मिर्गी
(Epilepsy)

कारण

बुद्धि एवं मन की विकृति के कारण आवेगों में आने वाले इस रोग में रोगी थोड़ी देर के लिए मूर्च्छित हो जाता है। रोगी को आग, पानी या किसी भी स्थान पर दौरा पड़ सकता है।

लक्षण

रोगी काल्पनिक वस्तुएं देखते हुए गिर जाता है, आंखें चढ़ जाती हैं, मुंह से झाग आता है। हाथ-पैरों में ऐंठन व पूरे शरीर में कम्पन रहता है। रोग का वेग थोड़ी देर के लिए आता है, उसके बाद रोगी को होश आ जाता है, उसे ऐसा लगता है, जैसे अभी नींद से सोकर उठा हो।

घरेलू चिकित्सा
आवेग आने के समय

1. प्याज के रस की 5-10 बूंदें रोगी की नाक में डालें।
2. तुलसी की पत्तियों का 10 ग्राम रस निकाल कर उसमें 1 ग्राम सेंधानमक मिलाकर इसकी 5-10 बूंदें नाक में डालें।
3. राई पीसकर रोगी को सुंघाएं, तुरंत होश आ जाएगा।

आवेग आने के बाद

1. 1-2 ग्राम लहसुन को एक चम्मच तिल के साथ सुबह-शाम 21 दिन तक सेवन करें ।

2. 21 जायफलों की माला बनाकर गले में पहनने से मिरगी रोग ठीक होता है ।

3. छोटी पिप्पल का चूर्ण 5 ग्राम की मात्रा में दिन में तीन बार बराबर मात्रा में शहद के साथ चटाएं ।

4. ब्राह्मी के 10 ग्राम रस में 1 चम्मच शहद मिलाकर दिन में तीन बार चटाएं ।

5. ब्राह्मी बूटी को बारीक पीसकर पांच गुने बादाम के तेल में अच्छी तरह खरल करें । इसे छानकर शीशी में रख लें और रोगी की नाक के दोनों नासा छिद्रों में सुबह-शाम डालें । रोगी को पलंग पर इस तरह लिटाएं कि उसका सिर नीचे लटकता रहे, ताकि दवा मस्तिष्क तक पहुंच सके ।

6. बच का चूर्ण 5-10 ग्राम बराबर मात्रा में शहद मिलाकर दिन में तीन बार रोगी को दें ।

7. मुलेठी का 1 चम्मच चूर्ण तीन गुना पेठे के स्वरस के साथ दिन में 2 बार रोगी को दें ।

8. रोगी को दिन में चार-पांच बार सौ-सौ ग्राम अंगूर खिलाएं ।

9. सीताफल की सब्ज़ी रोगी को खिलाएं ।

10. सुबह-शाम रोगी को 40-50 ग्राम प्याज का रस पिलाएं ।

आयुर्वेदिक औषधियां

वातकुलान्तक रस, चण्ड भैरव रस, स्मृतिसागर रस, लघुपंचगव्य घृत, महाचैतस घृत, पलंकपाद्य तेल, कल्याणक चूर्ण, सर्पगन्धा वटी, हिंग्वाद्य घृत, चतुर्भुज रस, मोती भस्म आदि ।

पेटेंट औषधियां

'नैड फोर्ड गोलियां (चरक) की मिर्गी की चिकित्सा में प्रभावकारी हैं ।

हिस्टीरिया
(Hysteria)

कारण

जन्म से ही निर्बल चित्त के, 15-30 वर्ष आयु के भाव प्रधान व्यक्तियों, विशेषतः स्त्रियों में किसी निराशा, वियोग या भय आदि के कारण होने वाले मानसिक कष्टों का सामना कर पाने में विफलता के कारण अनजाने में विचित्र व्यवहार करने और अचेत हो जाने वाले रोग को अपतन्त्रक या हिस्टीरिया कहते हैं।

लक्षण

रोग के आवेग के समय अचेतावस्था में पहुंचा व्यक्ति अनेक प्रकार की कुचेष्टाएं करता-सा प्रतीत होता है। कुछ रोगी असम्बद्ध प्रलाप करते हैं, जो वास्तव में उसके अवचेतन में दबी भावनाओं की अभिव्यक्ति होती है। कुछ रोगी मौन व स्तब्ध होकर पड़े रहते हैं। चित्त की व्याकुलता, बुद्धिभ्रम, अकारण हंसना या रोना, चक्कर आना, उच्च स्वर में अट्टहास करना इस रोग के अन्य लक्षण हैं। यह रोग अधिकांशतः स्त्रियों में होने के कारण योषापस्मार भी कहलाता है।

मिरगी के विपरीत इस रोग का दौरा सुरक्षित स्थान पर पड़ता है और रोगी को प्रायः चोट नहीं लगती है।

घरेलू चिकित्सा

मनोचिकित्सा

मनोचिकित्सक रोगी को मानसिक रूप से विपरीत परिस्थितियों का सामना करने हेतु तैयार करता है, ताकि रोगी विपरीत परिस्थितियों (जिसके कारण रोग हुआ है) का सामना दृढ़ चित्त से कर सके।

औषधि चिकित्सा

औषधि चिकित्सा में भी मन को नियंत्रित करने वाली तथा हृदय व मस्तिष्क को बल देने वाली औषधियों का प्रयोग किया जाता है। इसके अतिरिक्त वायु के प्रकोप को शमन करने हेतु कब्ज दूर करने वाली औषधियों का भी प्रयोग किया जाता है।

- ✤ 10 ग्राम काली मिर्च और 20 ग्राम बच को कूटकर चूर्ण बनाएं और दोनों के वजन के बराबर गुड़ मिलाकर 1-1 ग्राम की गोलियां बनाएं। इसकी

1 गोली सुबह तथा 1 गोली शाम के समय खट्टे दही के साथ सेवन करें और गोली की मात्रा प्रति सप्ताह बढ़ाते हुए 3-4 तक ले जाएं।

✤ गुलकंद के साथ बड़ी हरड़ का चूर्ण गर्म पानी के साथ रात को सोते समय दें।

✤ हींग, खुरासानी अजवायन, कपूर व जटामासी बराबर मात्रा में मिलाकर 500 मि.ग्रा. की गोलियां बना लें। 1-1 गोली दिन में तीन बार शहद के साथ दें।

✤ सीताफल की सब्जी रोगी को खूब खिलाएं।

आयुर्वेदिक औषधियां

योगेन्द्र रस, योषापस्मारघ्न रसायन, वात चिन्तामणि रस, मरिचादि वटी, योषापस्मार-हरवटी, वृहत्भूतभैरव रस।

पेटेंट औषधियां

सर्पिना गोलियां (हिमालय), स्टैसनिल कैप (वैद्यनाथ)।

विषाद
(Depression & Melancholia)

कारण

भाव प्रधान मानस रोगों में यह सबसे अधिक होता है। जब व्यक्ति का किसी कार्य में दिल न लगे, वह किसी खुशी में शामिल न हो, किसी वस्तु अथवा कार्य में रुचि न रखे और उदास-उदास रहने लगे, तो उसके रोग को 'विषाद रोग' कहते हैं।

यह रोग असफलता, धन या प्रिय जन की हानि, वियोग आदि की प्रतिक्रिया के रूप में होता है।

लक्षण

रोगी निराश, उत्साहहीन और दुःखी रहता है। वह हर वस्तु या घटना का बुरा पहलू ही देखता-सोचता है। अपने जीवन में हुई पिछली बातों पर उसे पश्चात्ताप रहता है। उसे नींद देर से आती है और जल्दी ही टूट जाती है।

घरेलू चिकित्सा

मनोचिकित्सा के अतिरिक्त निम्नलिखित औषधियों का प्रयोग कर सकते हैं :

* 8 पीस बादाम व 3 काली मिर्चों को पीस कर एक चम्मच घी में भूनें, जब लाल हो जाएं तो उसमें 8 किशमिश भी डाल दें, ऊपर से आधा किलो दूध डालकर इसे पकाएं। यह काढ़ा सुबह-शाम दें।
* शंखपुष्पी का चूर्ण सोते समय 4 से 8 चम्मच तक ठंडे पानी के साथ दें।
* चुटकी भर जायफल का चूर्ण चार चम्मच आंवले के रस के साथ दिन में तीन बार लें।
* रोगी को एक खरबूजा सुबह खाली पेट खिलाएं।
* सीताफल की सब्ज़ी रोगी को खिलाएं।
* प्याज का रस 50-50 ग्राम सुबह-शाम रोगी को पिलाएं।

आयुर्वेदिक औषधियां

ब्राह्मी घृत, शतावरी घृत, बादाम पाक, सर्पगंधा चूर्ण, जटामासी चूर्ण, सारस्वत चूर्ण, द्राक्षासव, कल्याणक घृत, महापंचगव्य घृत, हिमसागर तेल, सारस्वतारिष्ट।

पेटेंट औषधियां

स्ट्रेसकैम कैप्सूल (डाबर), सिलैडिन गोलियां (एलारसिन), डिवाइन लाइफ कैप्सूल (बी.एम.सी. फार्मा)।

उन्माद
(Maniac Psychosis)

कारण

भाव प्रधान मानसिक रोग विषाद के विपरीत यह क्रिया प्रधान या चेष्टा प्रधान मानस रोग है, जिसका आरंभ 15 से 30 वर्ष की आयु में हो जाता है।

रोगी को नींद बहुत कम आती है। वह अधिक क्रियाशील, अधिक भ्रमणशील, अधिक भाषणशील अधिक गायनशील हो जाता है। रोगी में न विवेक होता है और न ही निर्णय लेने की शक्ति। क्रियाशीलता अधिक बढ़ने पर रोगी तोड़-फोड़

करना शुरू कर देता है व अन्य व्यक्तियों पर हमला करना भी शुरू कर देता है। कुछ समय के बाद रोग का वेग कुछ समय के लिए स्वयं ही शांत हो जाता है।

घरेलू चिकित्सा

- ब्राह्मी, बादाम, काली मिर्च, सौंफ, गुलाब के फूल, मुनक्का, मिसरी आदि के योग से बनी ठंडाई का रोगी को नियमित सेवन कराएं।
- पेठे के बीजों का चूर्ण शहद के साथ चटाएं।
- सर्पगंधा का चूर्ण 500 मि. ग्रा. में 3 काली मिर्चें पीसकर रोगी को दिन में तीन बार पानी के साथ दें।
- अनन्नास का मुरब्बा सुबह-शाम रोगी को खाने को दें।
- तुलसी की 10-15 पत्तियां सुबह-शाम रोगी को खिलाएं। इन पत्तियों को मसलकर सूंघने से भी रोगी को लाभ होता है।
- कच्ची चिरमटी को दूध के साथ पीसकर सुबह-शाम दें।
- सीताफल की सब्जी रोगी को नित्य खिलाएं।
- प्याज का रस सुबह-शाम 50-100 ग्राम की मात्रा में पिलाएं।

आयुर्वेदिक औषधियां

योगेन्द्ररस, उन्माद भंजन रस, उन्माद गज केसरी रस, महावात विध्वंसन रस, उन्माद गजांकुश रस, उन्मादनाशिनी वटी, वृहत् विष्णु तेल, सास्वतारिष्ट।

पेटेंट औषधियां

मैंन्टेट गोलियां (हिमालय), ब्राह्मी वटी (डाबर), राउलिन कैप्सूल (माहेश्वरी), मैमटोन सीरप (एमिल)।

बच्चों के रोग

सूखा रोग
(Rickets)

कारण

यह रोग विटामिन 'डी' की कमी के कारण होता है। विटामिन डी आंतों में से मुख्य रूप से कैल्शियम और गौण रूप से फास्फोरस के विलयन में सहायक होता हैं। विटामिन डी की कमी के कारण हड्डियों में कैल्शियम फास्फेट, जो साधारणतः 60 से 65 प्रतिशत तक होता है, घटकर 20-25 प्रतिशत तक रह जाता है। जिससे बच्चों में अस्थिशोष या सूखा रोग हो जाता है। वयस्कों में विटामिन डी की कमी से अस्थि मृदुता नामक रोग होता है।

जिन बच्चों को मां का दूध नहीं मिलता या जिन बच्चों को प्रायः अंधेरे में रखा जाता है अथवा जिन्हें जल्दी अन्न शुरू करा दिया जाता है, उन बच्चों को विटामिन 'डी' न मिलने से यह रोग होता है। मां के दूध में व सूर्य के प्रकाश में प्राकृतिक रूप से यह विटामिन होता है। जिन बच्चों को दस्त की शिकायत रहती हो, उनको भी सूखा रोग हो जाता है, क्योंकि विटामिन डी वसा में विद्यमान होता है और दस्तों के साथ वसा शरीर से बाहर निकलता रहता है। अजीर्ण के कारण भी यह रोग हो सकता है, क्योंकि बिना पचे अन्न में फास्फोरस युक्त एक अम्ल होता है, जो कैल्शियम के साथ रासायनिक क्रिया कर कैल्शियम यौगिक के रूप कैल्शियम को शरीर से बाहर निकाल देता है।

लक्षण

अस्थि निर्माण भलीभांति न होने के कारण पसलियों के अगले सिरे कुछ मोटे हो जाते हैं, जिससे उरोस्थि के दोनों ओर पसलियों में गांठें-सी दिखाई पड़ती हैं। रोग

अधिक तीव्र हो, तो मृदु होने के कारण पसलियों के अगले सिरे अंदर की ओर धंस जाते हैं, जिससे उरोस्थि आगे को उभरी हुई दिखाई पड़ती है। कलाई कुछ मोटी दिखाई देती है। टांग की हड्डियां आगे और बाहर की ओर मुड़ जाती हैं, जिससे घुटने एक दूसरे से काफी दूर हो जाते हैं। यदि जन्म के समय से साल भर तक बच्चों में विटामिन 'डी' की कमी हो, तो हाथों के बल चलने पर भार पड़ने के कारण दोनों बाजुएं भी बाहर की ओर मुड़ सकती हैं। बालक के दांत जो प्रायः 6-8 महीने पर निकल आते हैं, देर से निकलते हैं। दांतों में कुछ कालापन आ जाता है व उनमें दर्द भी होता है। रक्त में हीमोग्लोबिन की मात्रा कम होने से शरीर में पीलापन रहता है। मांसपेशियां कमजोर व ढीली होती हैं, जिससे पेट लटका हुआ दिखता है। बच्चे को बदबूदार व फीके रंग के दस्त होते रहते हैं व पेट में कुछ अफ   ारा दिखाई पड़ता है। कूल्हे की हड्डियों में भी विषमता आ जाती है और इस रोग से ग्रस्त लड़कियों में बड़ी होने पर प्रसव संबंधी कठिनाई आ सकती है। रीढ़ की हड्डी प्रभावित होने से कुबड़ापन भी हो सकता है।

घरेलू चिकित्सा

प्रतिरोधक चिकित्सा

शिशु को कम-से-कम 9 महीने तक मां का दूध पिलाना चाहिए। यदि माता को दूध न उतर रहा हो या कम उतर रहा हो, तो उसके लिए दवाएं माता को दें। विकल्प रूप में बच्चे को गाय का दूध दें, यद्यपि उसमें भी विटामिन डी की मात्रा कम ही होती है, तो भी पाचक होता है। बच्चे को अन्न कम मात्रा में तथा मक्खन पर्याप्त मात्रा में दें। शीतकाल में बच्चे को थोड़ी देर धूप दिखाएं। गर्मी के मौसम में केवल उषाकाल में कुछ क्षण धूप दिखा सकते हैं।

प्रतिशोधात्मक चिकित्सा

- असगंध और छोटी पिप्पली बराबर मात्रा में लेकर चूर्ण बनाएं और आधा-आधा ग्राम चूर्ण सुबह-शाम के समय मां के दूध के साथ बच्चे को दें।
- सत गिलोय और तुलसी के बीज 5-5 ग्राम मिलाकर रख लें। इसमें से 1-1 ग्राम दवा, 1 चम्मच चूने का पानी और आधा चम्मच खजूर के स्वरस के साथ मिलाकर सुबह-शाम माता के दूध के साथ दें।
- पके आम का गूदा दूध में मिलाकर सुबह-शाह दें या आम का गूदा सुखा

कर व कूट कर रख लें। इसका 1 चम्मच चूर्ण 1 चम्मच शहद के साथ सुबह-शाम लें।

* बच्चे को टमाटर खाने को दें। यदि बच्चा अधिक छोटा है या अधिक टमाटर न खा सके, तो टमाटर का रस पिलाएं।
* रात में बादाम को पानी में भिगोकर रखें, सुबह छिलका उतारकर व पीसकर दूध में मिलाकर बच्चे को खिलाएं।
* संतरे में कैल्शियम पर्याप्त मात्रा में मौजूद होता है। रोगी को दिन में कई बार संतरे खाने को दें या संतरे का रस पिलाएं।
* चौलाई का साग नियमित रूप से खाने को दें। साथ में पालक भी ले सकते हैं।
* दूध व मक्खन का अधिकाधिक प्रयोग कराएं।

आयुर्वेदिक औषधियां

जहर मोहरा खताई भस्म, अरविन्दासव, मुक्तादिवटी, मोती पिष्टी, मोती भस्म, प्रवाल भस्म, लघु वसन्तमालती रस, कर्कटक भस्म, कच्छपृष्ठ भस्म।

पेटेंट औषधियां

बोनीहील गोलियां व के.जी. टोन सीरप (एमिल), बोनिसन सीरप (हिमालय), कैलेम गोलियां (माहेश्वरी), बालकेसरी सीरप (संजीवन)।

नाभिपाक
(Infected Umblicus)

प्रसव के समय स्वच्छता का ध्यान न रखने और प्रसव के समय प्रयुक्त उपकरणों के निर्जीवाणुकृत (स्टरलाइज) न होने के कारण शिशुओं में नाभिपाक की शिकायत होती है।

घरेलू चिकित्सा

* नीम के पत्तों को पानी में उबालकर ठंडा करें और फिर उस पानी से नाभि को धोएं।
* नाभि को साफ करके उस पर अत्यंत बारीक पिसी हुई हलदी का चूर्ण छिड़कें या हलदी के चूर्ण को देसी घी में मिलाकर लगा सकते हैं।

आयुर्वेदिक औषधियां

जात्यादि तेल अथवा निम्ब तेल का प्रयोग किया जा सकता है।

गलघोंटू
(Diptheria)

कारण

यह रोग प्रायः 2-7 वर्ष की आयु के बच्चों में होता है। यह डिफ्थीरिया बेसिलस नामक जीवाणु से फैलता है। इसका संक्रमण गले से शुरू होता है और धीरे-धीरे सारे शरीर में फैल जाता है। यदि उचित समय पर इसकी चिकित्सा शुरू न की जाए तो यह रोग घातक सिद्ध होता है।

संक्रमित रोगी के छींकने या खांसने से इस रोग के जीवाणु फैलते हैं। जिन बच्चों के गले में पहले ही संक्रमण या सूजन हो, उनमें यह रोग होने की संभावना अधिक होती है। गले में संक्रमण के साथ ही यह जीवाणु एक विष छोड़ता है, जो बहुत जल्दी सारे शरीर में फैल जाता है।

लक्षण

गले में सफेद चमड़े जैसी एक झिल्ली बन जाती है, जो इस रोग का विशेष चिह्न होती है। झिल्ली के चारों ओर की श्लेष्मकला में सूजन होती है। शरीर में विष फैलने के साथ ही बुखार, सुस्ती व कमजोरी के लक्षण प्रकट होते जाते हैं। गले में सूजन आने से सांस लेने में कठिनाई होती है। मस्तिष्क व हृदय के मांस में विष फैलने के साथ ही रोगी के बचने की संभावना कम होती चली जाती है। इसमें तापमान 100° फारेनहाइट के करीब होता है, नाड़ी तेज (प्रतिमिनट 110 के लगभग) होती है। इसमें गला ज्यादा नहीं दुखता है।

घरेलू चिकित्सा

- कच्चे पपीते का ताजा रस इस रोग में विशेष रूप से लाभदायक होता है। पपीते का रस व शहद मिलाकर गले में लगाने से झिल्ली समाप्त होती चली जाती है और संक्रमण की वृद्धि तत्काल रुक जाती है। साथ ही रोगी की हालत में सुधार आता चला जाता है।

+ लहसुन भी इस रोग में विशेष रूप से प्रभावी है । रोगी को लगातार लहसुन चूसते रहना चाहिए । लहसुन के रस से सफेद झिल्ली समाप्त होती चली जाती है, संक्रमण की वृद्धि रुक जाती है और रोगी ठीक होना शुरू हो जाता है । दिन भर में कम-से-कम 10 ग्राम लहसुन का रस रोगी को चूसना चाहिए ।

खसरा
(Measels)

कारण

यह रोग प्रायः बच्चों में होता है । इसमें बच्चे का मुंह कुछ फूला-फूला सा रहता है तथा सूंघने पर एक विशेष प्रकार की गंध आती है । यह एक संक्रामक रोग है, जो रोगी के छींकने, खांसने व बोलने से फैलता है, क्योंकि रोगी की आंखों, गले व नाक से निकले स्राव में इस रोग का वाइरस मौजूद रहता है ।

लक्षण

बच्चे को जुकाम रहता है व छींकों के साथ पानी निकलता है । गले में खराश के साथ सूखी खांसी होती है । बुखार के साथ आंखों में दर्द व लाली रहती है । 3-4 दिन के बाद गुलाबी या लाल रंग के दानें शरीर पर निकल आते हैं । जो अगले 3-4 दिन के बाद मुरझाने लगते हैं और बुखार उतरना शुरू हो जाता है ।

बच्चे को कान में सूजन व संक्रमण हो सकता है । श्वसनक ज्वर (न्यूमोनिया) भी काफी बच्चों में देखा जाता है । आंखों में सूजन रहने के कारण घाव भी बन सकते हैं, जिनकी उपेक्षा करने पर ही दृष्टि दोष हो सकता है । ऐंठन प्रायः बच्चों में हो जाती है । इसके अतिरिक्त मुंह में घाव, आन्त्रशोथ आदि रोग की उपद्रव स्वरूप हो सकते हैं ।

घरेलू चिकित्सा

+ हलदी का पिसा हुआ बारीक चूर्ण चौथाई चम्मच से लेकर 1 चम्मच तक करेले के स्वरस के साथ दें । रोगी बालक की उम्र और शारीरिक बल को देखकर सुबह-शाम देना चाहिए ।
+ हरड़, बहेड़ा, आंवला, गिलोय, अडूसा, नीम की छाल और कत्था बराबर मात्रा में लेकर इनका काढ़ा बनाकर रखें । 10-20 बूंद सुबह-शाम दें ।

- करेले की पत्तियों के 4 चम्मच रस में 1 चम्मच शहद व 2 चुटकी हलदी का चूर्ण मिलाकर सुबह-शाम लें।
- जौ का पानी उबाल कर रोगी को बार-बार दें।

आयुर्वेदिक औषधियां

खदिरारिष्ट, स्वर्ण भस्म, लौह भस्म।

पेटेंट औषधियां

निरोसिल सीरप व गोलियां (एलारसिन)।

चेचक
(Chickenpox)

कारण

यह रोग प्रायः बच्चों में होता है, किंतु किशोरों, युवाओं व वयस्कों में भी हो सकता है। यह विषाणु (वाइरस) जन्य संक्रामक रोग है तथा रोगी के खांसने, छींकने व बोलने से फैलता है।

लक्षण

इस रोग में शरीर में टूटन व दर्द, खुजली, सारे शरीर पर सूजन व लाली, जुकाम के साथ बुखार धीरे-धीरे बढ़ने लगता है। तीन-चार दिन के बाद शरीर पर दाने निकल आते हैं, जिनमें जलन व दर्द होता है।

प्रतिरोधक चिकित्सा

जिस क्षेत्र में यह रोग फैलना शुरू हो जाए, वहां के लोग निम्नलिखित में से किसी एक उपाय अपनाने से रोग से बच सकते हैं :
- 2 काली मिर्च और 5 नीम की कोंपलें सुबह खाली पेट 1 सप्ताह तक चबाएं। बच्चों को थोड़ी-सी मिसरी भी साथ में दे सकते हैं।
- बच्चों को 1 चम्मच व बड़ों को 4 चम्मच की मात्रा में गोले (नारियल) का तेल पिलाएं या गोला खाने को दें।

प्रतिषेधक चिकित्सा

* नीम की कोंपलें और तुलसी के पत्तों को पीसकर कल्क बनाएं और 10 ग्राम की मात्रा में एक चम्मच शहद के साथ या समभाग मिसरी मिलाकर सुबह के समय खिलाएं।
* नीम की पत्तियां पीसकर चेचक के दानों पर लगाएं।
* चावल के धोवन में तुलसी के पत्ते पीसकर पिएं।
* हर दो घंटे बाद रोगी को मुनक्का के 4 दानें खिलाएं।
* अनार के पत्ते, मुनक्का, गिलोय, मुलेठी और ईख की जड़ समान भाग लेकर काढ़ा बनाएं। फिर इसमें थोड़ी-सी मिसरी मिलाकर 20 मि.ली. सुबह-शाम पिलाएं।
* बेलगिरी के पके फल का गूदा चार चम्मच की मात्रा में गाय के दूध के साथ सुबह-शाम दें।

घरेलू चिकित्सा

हलदी, दारुहल्दी, लाल चंदन, त्रिफला, चिरायता और नीम की छाल सबको समान मात्रा में लेकर कल्क बनाएं और चार गुना तेल से सिद्ध करें। सुबह-शाम चेचक के दागों पर इससे मालिश करें।

आयुर्वेदिक औषधियां

आमलक्यादि चूर्ण आदि।

बाल यकृत वृद्धि
(Infantile cirrhosis of Liver)

कारण

भोजन में जब वसा और कार्बोहाइड्रेट (40-50 प्रतिशत से) अधिक तथा प्रोटीन (10 प्रतिशत से) कम मात्रा में रहते हों, तो यकृत के सेलों में वसा की मात्रा बढ़ने से यकृत वृद्धि होती है।

जन्म से लेकर 2-3 वर्ष की आयु में बच्चों को यह रोग मां का दूध कम मात्रा में मिलने या बिल्कुल न मिलने के कारण होता है। गाय-भैंस के दूध में वसा

की मात्रा कम करने के उद्देश्य से उसमें लगभग बराबर की मात्रा में पानी मिलाकर बच्चों को देते हैं। वास्तव में ऐसे दूध में वसा की मात्रा कम होने के साथ प्रोटीन की मात्रा बिल्कुल ही कम हो जाती है। मां के दूध में घुलनशील प्रोटीन दो तिहाई तथा अघुलनशील एक तिहाई होता है, साथ ही मां के दूध में वसा के दानें बहुत छोटे होते हैं। दूसरी ओर गाय के दूध में घुलनशील प्रोटीन एक चौथाई व अघुनशील तीन चौथाई होते हैं, इसके अतिरिक्त वसा के दानों का आकार भी बड़ा होता है, जो आसानी से नहीं पच सकते। इससे यकृत के सेलों में वसा का संचय अधिक होने से वे फैल कर फूल जाते हैं जिससे सेलों को ऑक्सीजन और पोषक द्रव्य पर्याप्त मात्रा में नहीं मिल पाते और यकृत के सेल नष्ट होना शुरू हो जाते हैं। यदि किसी बच्चे को दस्त, अजीर्ण आदि कोई रोग रहा हो और इनके जीवाणु आंत में मौजूद हों, तब भी उनके विष से यकृत के सेल नष्ट हो जाते हैं। इससे यकृत के सेलों में स्नायुतन्तु बन जाते हैं, जिससे यकृत की शिराएं पूर्णतः या आंशिक रूप से अवरुद्ध हो जाती हैं और यकृत वृद्धि का कारण बनती हैं।

लक्षण

आंखों में पीलापन, भूख में कमी, पेट का तना रहना व उभरा हुआ दिखना। कब्ज़ या दस्त रहना, कमजोरी, व उदासीनता होना। हलका बुखार हो सकता है। रोग बढ़ने पर मूत्र की मात्रा कम हो जाती है, पेट अधिक उभर आता है, मल मिट्टी के रंग का व बदबूदार हो जाता है। बुखार लगातार रहने लगता है।

घरेलू चिकित्सा

- बच्चे को माता का दूध ही पिलाएं। मां का दूध कम उतरने की स्थिति में इलाज कराएं, जिससे दूध पर्याप्त मात्रा में उतर सके।
- बच्चे को विटामिन 'बी' व 'सी' युक्त आहार द्रव्य दें। इनमें संतरा व मुसम्मी का रस उत्तम है।
- एक-एक आंवले का रस बच्चे को सुबह-शाम सेंधानमक मिलाकर दें।

आयुर्वेदिक औषधियां

पुनर्नवामंडूर, यकृतहर लौह, यकृदारि लौह, हरीतकी चूर्ण, मंडूर वटी, एम्लीक्योर डी.एस. सीरप, लिव-52 सीरप, लिवोमिन सीरप।

बिस्तर पर पेशाब करना
(Bed Wetting)

कारण

दो से तीन वर्ष की आयु तक आते-आते प्रायः बच्चे का मल-मूत्र संबंधी क्रियाओं पर नियंत्रण हो जाता है। यदि पांच वर्ष की आयु के बाद भी बच्चे का मूत्र विसर्जन पर नियंत्रण न हो पाए तो चिकित्सा की आवश्यकता पड़ती है। इस रोग का कारण शारीरिक और मनोवैज्ञानिक भी हो सकता है।

लक्षण

बिस्तर पर बिना इच्छा के, विशेष कर रात के समय पेशाब निकल जाना इस रोग का लक्षण है।

घरेलू चिकित्सा

मनोवैज्ञानिक

विद्यालय में शिक्षक द्वारा तथा घर पर माता-पिता या परिवार के किसी बड़े सदस्य द्वारा बच्चे के साथ की गई डांट-डपट या मार-पिटाई इस रोग का कारण हो सकती है। अतः सबसे पहले बच्चे को प्यार से अपने पास बैठाकर कारण जानने का प्रयास करें। यदि बच्चे के दिमाग में डर, मार-पिटाई या किसी भी प्रकार के उत्पीड़न की बात घर कर गई है, तो सांत्वना देकर बच्चे को सामान्य व्यवहार में लें आएं। विद्यालय या घर के वातावरण का कोई डर यदि बच्चे के दिमाग में है, तो बातचीत कर कारण को दूर करें।

शारीरिक

शारीरिक कारणों में पेट में कीड़े होने के अतिरिक्त स्नायविक दुर्बलता ही प्रमुख कारण है, जिसके लिए निम्नलिखित चिकित्सा दे सकते हैं–

- रात को सोने से दो-तीन घंटे पहले ही बच्चे को दूध पिला दें व इसके बाद तरल पदार्थ देने से बचें।
- 2 गुरबंदी बादाम की गिरी व दो किशमिश घी में भूनें, ऊपर से दूध डाल दें। सुबह खाली पेट पहले दूध में से बादाम व किशमिश निकालकर बच्चों को खिलाएं व ऊपर से दूध पिला दें।

- एक अखरोट की गिरी व पांच-छः किशमिश खिलाएं। 3 वर्ष के बच्चे में खुराक की मात्रा आधी कर लें।
- धनिए के बीजों का चूर्ण तवे पर इतना भूनें कि वह लाल रंग का हो जाए। उसमें बराबर की मात्रा में तिल का तेल, कीकर का गोंद व अनार के फूल मिलाकर चूर्ण बना लें। यह चूर्ण सोते समय बच्चे को दूध के साथ दें।
- यदि पेट में कीड़े हों, तो कीड़े की दवाई दें।
- सूखा आंवला व काला जीरा बराबर मात्रा में लेकर कूट-पीस लें। इन दोनों के वजन से तीन गुना ज्यादा मात्रा में इसमें शहद मिला लें। एक-एक चम्मच दवा सुबह-शाम चटाएं।
- राई का चूर्ण 1 ग्राम दिन में तीन बार पानी के साथ दें।
- एक भाग अजवायन, दो भाग काले तिल व चार भाग पुराना गुड़ लें। तिल व अजवायन को कूट कर गुड़ में मिलाएं। एक-एक चम्मच दवा दिन में दो बार दूध के साथ दें।

आयुर्वेदिक औषधियां

बंग भस्म, शुद्ध हिंगुल, कुचला, शतावरी, नियो गोलियां (चरक)

मनोयौन रोग

स्वप्नदोष
(Nocturnal Emissions)

कारण

रात्रि में सोते हुए वीर्य का स्खलित हो जाना स्वप्नदोष कहलाता है। स्त्री चिंतन अधिक करना, भोग-लालसा की अधिकता, मन में कामासक्ति के भाव रहना इस रोग के मुख्य कारण हैं। कब्ज व अजीर्ण आदि रोग इसके सहायक कारण हैं।

आधुनिक चिकित्सकों के मतानुसार तरुणावस्था में होने वाली यह एक सामान्य प्रक्रिया है, जिसे रोगों की श्रेणी में नहीं माना जाता। किंतु सप्ताह में कई बार स्वप्नदोष हो जाना निश्चय ही रोग की श्रेणी में आता है, जिसकी चिकित्सा अति आवश्यक है।

घरेलू चिकित्सा

चिकित्सा के पहले सूत्र के रूप में मन को कामासक्ति से हटाना है। निम्न औषधियों का प्रयोग इसमें लाभकारी है–

- छोटी इलायची के बीज 1 भाग, सूखा धनिया 6 भाग व मिसरी 4 भाग को कूटकर चूर्ण बना लें। सुबह-शाम एक चम्मच की मात्रा में दूध के साथ लें।
- हरड़ और सौंफ का समान भाग चूर्ण एक चम्मच गर्म दूध के साथ लें।
- आधा चम्मच मुलेठी का चूर्ण, एक चम्मच शहद व दो चम्मच घी के साथ सुबह दूध के साथ लें।
- गुलाब के फूलों की 20-30 पंखुड़ियां 10 ग्राम मिस्री के साथ सुबह-शाम दूध के साथ सेवन करें।

- गुलाब, शहतूत, गाजर या चंदन में से किसी एक का शरबत 2 मि.ली. प्रातः एवं सायं लें।
- आंवले या गाजर का मुरब्बा 10-20 ग्राम सुबह-शाम सेवन करें।
- बादाम व काली मिर्च की बनी ठंडाई का सेवन सुबह-शाम करें, इसमें मीठा न डालें।
- पका हुआ एक केला छोटी इलायची के चुटकी भर चूर्ण के साथ सुबह-शाम लें।
- बरगद के कच्चे फलों को छाया में सुखाकर पीस लें। इसका दो चम्मच चूर्ण सुबह गाय के दूध से लें।
- इमली के भुने हुए बीजों का छिलका उतार कर बारीक पीस लें और समान भाग मिस्री मिला लें। एक चम्मच दवा प्रातः गाय के दूध से लें।
- त्रिफला और जौ का एक-एक चम्मच चूर्ण लेकर रात को पानी में भिगो दें। सुबह उसका काढ़ा छानकर 2 चम्मच शहद के साथ प्रयोग करें।
- ईसबगोल की भूसी और मिस्री समान मात्रा में लेकर मिलाएं और दो-दो चम्मच की मात्रा में प्रातः व सायं दूध के साथ लें।
- अनार का छिलका सुखाकर कूट-पीसकर छान लें। एक से दो चम्मच तक चूर्ण गुलाब के शबरत के साथ दिन में तीन बार लें।

आयुर्वेदिक औषधियां

यष्ठीमधु चूर्ण, त्रिफला चूर्ण, रस सिंदूर, शिलाजीत, सितोपलादिचूर्ण, शतावर्यादिचूर्ण, शुक्र संजीवनी वटी, शक्रवल्लभ रस, मकरध्वज वटी, वसन्तकुसुमाकर रस, चन्द्रप्रभा वटी आदि।

पेटेंट औषधियां

डिवाइन हैल्थ प्लस कैप (बी.एम.सी. फार्मा), सीमेंटों (एमिल) व नियो गोलियां (चरक)।

शीघ्रपतन

(Premature Ejaculation)

कारण

स्त्री समागम के समय लिंग में बिना उत्तेजना आए या उत्तेजना आने के कुछ क्षण बाद ही वीर्य स्खलित हो जाना शीघ्रपतन कहलाता है। यदि यह स्थिति लगातार

चलती रहे, तो चिकित्सा आवश्यक है, क्योंकि विभिन्न परिस्थितियों और मानसिक स्थिति के कारण कभी-कभी होने वाला शीघ्रपतन रोग के दायरे में नहीं आता।

कोई पुराना रोग, हस्तमैथुन या अधिक स्त्री समागम के कारण आई दुर्बलता शारीरिक कारणों में आते हैं। उच्च रक्तचाप, मोटापा, हृदय रोग व मधुमेह आदि रोग तथा इनकी चिकित्सा में प्रयुक्त होने वाली दवाओं के कारण भी यह स्थिति उत्पन्न हो सकती है। मानसिक कारणों में चिंता, भय, शोक आदि शीघ्रपतन के कारण हैं।

घरेलू चिकित्सा

रोगी को प्रसन्नचित व तनावमुक्त वातावरण में रखें, ताकि उसके मस्तिष्क से चिंता, शोक, भय आदि समाप्त हो। निम्न में से कोई एक उपचार करें–

- 5-10 खजूर दूध में उबालकर सुबह-शाम लें। लेकिन इसका प्रयोग गर्मियों में न करें।
- 24 घंटे पानी में भिगोए 5-8 गुरबंदी बादामों को पीसकर एक चम्मच देसी घी में भूनें, ऊपर से दूध डाल दें। 10-15 मिनट तक उबला हुआ दूध प्रातः व सायं रोगी को सेवन कराएं।
- 5-8 गुरबंदी बादाम की गिरी कूटकर 1 चम्मच देसी घी में भूनें। लाल हो जाने पर 5-7 किशमिश भी घी में डाल दें और ऊपर से दूध छोड़ दें। यह दूध सुबह-शाम लें।
- आंवले का चूर्ण और मिस्री 1-1 चम्मच मिलाकर सुबह-शाम दूध से सेवन करें।
- अंजीर के पके हुए दो-दो फल, प्रातः एवं सायं खाएं।
- बादाम की गिरी, किशमिश, सूखे हुए अंजीर, छोटी इलाची के दानें, चिरौंजी, पिस्ता और मिसरी सभी सम भाग लेकर बारीक पीस लें। यह चूर्ण किसी कांच के बरतन में गाय का असली घी डालकर एक सप्ताह तक धूप में रखें। दो-दो चम्मच मिश्रण सुबह-शाम दूध के साथ लें।
- रात को त्रिफला का काढ़ा बनाकर रखें और सुबह मिसरी मिलाकर प्रयोग करें।
- आधा चम्मच मुलेठी का चूर्ण, 1 चम्मच शहद व 2 चम्मच देसी घी मिलाकर सुबह-शाम दूध के साथ लें।
- कच्चा नारियल 10 ग्राम एक गिलास गाय के दूध से सुबह खाली पेट लें।

＊ रोज सुबह चार खजूर दूध में उबाल कर खाएं, फिर से दूध लें।

आयुर्वेदिक औषधियां

सिद्ध मकरध्वज, वज्र भस्म, वसन्त कुसुमाकर रस, पूर्ण चन्द्र रस, चतुर्मुख रस, अश्वगन्धारिष्ट, अश्वगन्धादि चूर्ण, मूसली पाक आदि।

पेटेंट औषधियां

डिवाइन आनन्द प्लस कैप्सूल (बी.एम.सी. फार्मा), पालरीविन फोर्ट गोलियां (चरक), एशरी फोर्ट कैप (एमिल), वीटा एक्स गोल्ड कैप (बैद्यनाथ), स्टिमूलेक्स कैप (डाबर), वीरोन गोलियां (संजीवन)।

प्रोस्टेट ग्रंथि वृद्धि
(Prostate Enlargement)

कारण

यह ग्रंथि पुरुष प्रजनन प्रणाली का अंग है, जिसका स्राव वीर्य में मिलता है। 50 वर्ष के बाद इस ग्रंथि में स्वाभाविक रूप से वृद्धि होनी शुरू हो जाती है। इस ग्रंथि में वृद्धि अधिक हो जाने पर मूत्र बार-बार आता है, मूत्राशय में दर्द हो सकता है। प्रोस्टेट वृद्धि के कारण नमक व जल यदि मूत्र के साथ पर्याप्त मात्रा में न निकल पाएं, तो शरीर में सूजन भी आ सकती है। मूत्राशय का कोई भी संक्रमण प्रोस्टेट वृद्धि के कारण वृक्कों में जा सकता है।

घरेलू चिकित्सा

＊ सरसों का तेल व जियापोते का रस एक-एक चम्मच मिलाकर सुबह-शाम लें।
＊ तुलसी की 20 पत्तियों को पीसकर चटनी बना लें और आधा पाव दही में मिलाकर खाली पेट खाएं इसमें, चीनी या नमक न मिलाएं। लगभग तीन महीने तक प्रयोग करने से पूर्ण आराम मिलता है। दही के विकल्प के रूप में शहद का प्रयोग भी किया जा सकता है।
＊ सीपी को जलाकर भस्म बना लें। आधा-आधा चम्मच भस्म सुबह-शाम दूध के साथ लें।

आयुर्वेदिक औषधियां

बंग भस्म, प्रवाल पिष्टी, शुद्ध हिंगुल, बंगशिल व फोर्टेज (एलारसिन), नियो (चरक)।

नपुंसकता

(Impotency)

नपुसंकता एक मनोदैहिक रोग है। वास्तव में नपुंसकता के अंतर्गत दो विभिन्न रोगों का ग्रहण किया जाता है। पहला–वीर्य में शुक्राणुओं की कमी या पूर्णतः अभाव, जिसके चलते पुरुष सन्तान उत्पन्न करने में असमर्थ होता है, भले ही वह यौन क्रिया में अपनी सहचरी को पूर्ण रूप से संतुष्ट करने में सक्षम हो। दूसरा–किसी शारीरिक या मानसिक कारण के चलते जब पुरुष यौन क्रिया में अपनी सहचरी को संतुष्ट नहीं कर पाए। इस स्थिति में पुरुष यौनांग में या तो उत्तेजना आती ही नहीं है और आती भी है, तो शीघ्र समाप्त हो जाती है। पुरुष के वीर्य में शुक्राणुओं की संख्या का पर्याप्त या अपर्याप्त होना इस स्थिति में गौण है। अधिकांश मामलों में दोनों स्थितियां साथ-साथ होती हैं और एक रोग की चिकित्सा में प्रयुक्त की जाने वाली अधिकांश औषधियां दूसरे रोग की चिकित्सा में भी सहायक होती हैं। संभवतः इसी कारण से शास्त्रों में दोनों रोगों का वर्णन पृथक रूप से नहीं मिलता है।

कारण

नपुंसकता का कारण शारीरिक भी हो सकता है और मानसिक भी। अफीम, चरस, शराब, हेरोइन, स्मैक आदि नशीले पदार्थों का सेवन, किशोरावस्था में हस्तमैथुन, यौवनकाल में स्त्री प्रसंगों में अधिकाधिक लिप्त रहना, लंबे समय तक चले रोग के कारण हुई कमजोरी, कब्ज, अपच, अजीर्ण, वायु प्रकोप आदि पेट के रोग, मधुमेह, उच्च रक्तचाप, मोटापा आदि रोग व इनकी चिकित्सा हेतु ली जा रही दवाओं के दुष्प्रभाव आदि ऐसे शारीरिक कारण हैं, जिनसे पुरुष में यौनेच्छा की कमी या यौनेच्छा होने के बावजूद पुरुष यौनांग में उत्तेजना न होना आदि लक्षण प्रकट होते हैं। इन्जेक्शन, कैपसूल, गोलियां व पीने वाली एलोपैथिक दवाओं का प्रचलन नशे के रूप में आजकल अधिक बढ़ रहा है।

मानसिक कारणों में व्यवसायिक प्रतिस्पर्धा, सांसारिक समस्याओं से उत्पन्न होने वाला तनाव, घर या कार्यस्थल में होने वाले कलह-क्लेश से उपजा विषाद (डिप्रेशन) आदि मुख्य हैं। इसके अतिरिक्त स्त्री आकर्षक न हो, रौबीली हो, रतिक्रिया में सक्रिय रूप से सम्मिलित न हो, तो भी नपुंसकता की स्थिति आ सकती है। इसके अतिरिक्त अवैध संबंधों के दौरान होने वाला भय, चिंता, आशंका भी नपुंसकता का कारण बनता है।

शुक्राणुओं की कमी या अभाव संबंधी नपुंसकता का कारण शारीरिक होता है। किशोरावस्था से ही अप्राकृतिक मैथुन में लिप्त होना, युवावस्था में भी अधिकाधिक मैथुन कर्म में प्रवृत्त होना व पौष्टिक भोजन का अभाव इसके मुख्य कारण हैं। इसके अतिरिक्त अधिक गर्मी वाले स्थान पर लंबे समय तक कार्यरत रहने अथवा एक्स-रे आदि के विकिरण में लंबे समय तक कार्य करते रहने से भी वीर्य में शुक्राणुओं की कमी हो जाती है। वीर्य में शुक्राणुओं का पूर्णतः अभाव विभिन्न कारणों से जन्मजात भी हो सकता है और कनफेड़ आदि रोग होने के कारण बाद में भी हो सकता है।

लक्षण

वीर्य में शुक्राणुओं की संख्या में कमी होना, स्वस्थ शुक्राणुओं का प्रतिशत कम होना, शुक्राणुओं का आकार असामान्य होना अथवा शुक्राणुओं का पूर्णतः अभाव होना नपुंसकता के लक्षण हैं।

यौनेच्छा में कमी या यौनेच्छा का पूर्णतः अभाव, स्त्री के स्पर्श, आलिंगन व मधुर व्यवहार के बावजूद लिंग में बिल्कुल भी उत्तेजना न होना या उत्तेजना होने पर शीघ्र ही समाप्त हो जाना आदि लक्षण दूसरे प्रकार की नपुंसकता में पाए जाते हैं।

चिकित्सा

मनोचिकित्सा के अंतर्गत रोगी में आत्मविश्वास जगा कर उसे आश्वस्त किया जाता है कि उसे किसी प्रकार का कोई रोग या कमजोरी नहीं है। किशोरावस्था में अप्राकृतिक मैथुन में प्रवृत्त रहे युवकों को प्रथम यौन संबंध के समय डर बना रहता है कि कहीं वह यौन क्रिया सुचारु रूप से संपन्न न कर सकें। आत्मविश्वास की कमी के कारण पहली बार मैथुन क्रिया में असफल रहने पर पुरुष के मस्तिष्क में यह बात घर कर जाती है कि वह मैथुन-कर्म के योग्य नहीं है। यदि रोगी शारीरिक रूप से सक्षम हो, तो केवल मनोचिकित्सा के द्वारा ही उसका उपचार

संभव है। यदि शारीरिक रूप से भी रोगी कमजोर है, तो निम्नलिखित चिकित्सा रोगी को दे सकते हैं–

✤ सुबह खाली पेट अंजीर के पके हुए फल खाएं।

✤ सूखे अंजीर, किशमिश, छोटी इलायची के दाने, बादाम की गिरी, पिस्ता, चिरौंजी व मिस्री 20-20 ग्राम व केशर 2 ग्राम। सबको बारीक कूट-पीस कर कांच के बरतन में डालें व उसमें गाय का घी डालकर दस दिन तक धूप दिखाएं। 2 चम्मच तक यह दवा दूध के साथ-सुबह शाम लें।

✤ सूखे अंजीर, शतावरी, सफेद मूसली, किशमिश, चिरौंजी, बादाम की गिरी, पिश्ता, चिरौंजी, सालम मिस्री, गुलाब के फूल, शीतल चीनी सभी 100-100 ग्राम लेकर सबको बारीक पीसकर चीनी की चाशनी में पका लें। जमने योग्य हो जाए तो 10-10 ग्राम लौह भस्म, केशर, अभ्रम भस्म व प्रवाल भस्म डालकर अच्छी तरह मिला दें। 2-2 चम्मच सुबह-शाम दूध के साथ दें।

✤ तुलसी और गिलोय का एक-एक चम्मच स्वरस समान भाग शहद के साथ लें।

✤ बंगभस्म को शहद और तुलसी के पत्तों के स्वरस में घोटकर मूंग के दानों के बराबर की गोलियां बनाएं व 1-1 गोली सुबह-शाम दूध के साथ लें।

✤ असगंध नागौरी (छोटी असगन्ध) व विदारी कन्द समान भाग लेकर कूटकर रख लें। एक-एक चम्मच सुबह-शाम मिस्री मिले हुए गर्म दूध के साथ लें। यदि इसके सेवन से कब्ज की शिकायत हो, तो असगंध और विदारी कन्द के साथ सोंठ भी समान मात्रा में लें। कब्ज होने की दशा में असगंध व आंवला का समान भाग चूर्ण भी ले सकते हैं।

✤ बड़ा गोखरू, गिलोय, सफेद मूसली, विदारी कन्द, मुलेठी व लौंग बराबर मात्रा में लेकर चूर्ण बनाएं व आधा-आधा चम्मच सुबह-शाम दूध के साथ लें।

✤ काले धतूरे के बीज छाया में सुखा लें और बारीक पीस कर शहद के साथ घोट लें। उड़द की दाल के बराबर की गोलियां बना लें। एक-एक गोली सुबह-शाम दूध के साथ लें।

✤ सफेद मूसली 200 ग्राम, शीतल चीनी 100 ग्राम, वंशलोचन 50 ग्राम व छोटी इलायची के बीज 50 ग्राम लेकर कूटें। इसमें 20-20 ग्राम अभ्रक

भस्म व प्रवाल भस्म मिला कर रख लें। एक-एक ग्राम सुबह-शाम शहद के साथ लें।

- उड़द की दाल व कौंच के बीज समान मात्रा में पीसकर चूर्ण बना कर रख लें। 50-100 ग्राम की मात्रा में प्रातः व सायं दूध में खीर की तरह पका कर लें।
- शुद्ध शिलाजीत व छोटी पीपल का चूर्ण 10-10 ग्राम लेकर उसमें 1-1 ग्राम बंगभस्म व प्रवालभस्म मिला लें। यह मिश्रण 1 ग्राम की मात्रा में सुबह-शाम लें।
- सफेद मूसली, पुनर्नवा, असगन्ध, गोखरू, शतावर व नागबला सभी को बराबर की मात्रा में लेकर चूर्ण बना लें। एक-एक चम्मच चूर्ण सुबह-शाम मिस्री मिले हुए दूध से लें।
- काली मूसली, सफेद मूसली, कौंच के बीज, असगंध, शतावर, तालमखाना, छोटी इलायची के बीज व छोटी पीपल बराबर की मात्रा में लेकर चूर्ण बनाएं। एक-एक चम्मच सुबह-शाम मिस्री मिले हुए दूध से लें।
- अंबर को तिल के तेल में मिलाकर समागम से 1 घण्टा पहले इन्द्रिय पर लेप करें। इससे स्तंभन शक्ति बढ़ती है।
- कपूर को गुलाब के इत्र में मिला कर समागम से 1 घण्टा पहले इन्द्रिय पर लेप करने से भी स्तंभन शक्ति में वृद्धि होती है।

आयुर्वेदिक औषधियां

रतिवल्लभरस, शुद्ध शिलाजीत, मकरध्वज, मन्मथ रस, शतावरी पाक, मूसली पाक, अश्वगन्धारिष्ट, चन्द्रकला रस, लवंगादि चूर्ण, कामचूड़ामणि रस, धातु पौष्टिक चूर्ण, अभ्रक भस्म, शुक्रवल्लभ रस, हीरा भस्म, स्वर्ण भस्म आदि औषधियां नपुंसकता की चिकित्सा हेतु वर्षों से प्रयोग की जाती रही हैं।

पेटेंट औषधियां

डिवाइन आनन्द प्लस कैप्सूल (बी.एम.सी. फार्मा), शुक्र संजीवनी वटी व शिवाप्रवंग स्पेशल (धूतपापेश्वर), मदन विनोद वटिका (झण्डु), एशरी फोर्ट कैपसूल (एमिल), टैन्टैक्स फोर्ट (हिमालय), केशरादिवटी (बैद्यनाथ), पालरिवीन फोर्ट व नियो गोलियां (चरक) आदि।

शुक्राणु वृद्धि

वीर्य में शुक्राणुओं की वृद्धि हेतु निम्न औषधियों का प्रयोग किया जा सकता है–

- तुलसी के बीज व गुड़ बराबर मात्रा में लेकर कूटें व मटर के बराबर की गोलियां बनाएं। 2-2 गोली सुबह-शाम दूध के साथ लें।
- सत गिलोय 1 भाग, सफेद मूसली 2 भाग, तालमखाने 3 भाग लेकर सबको कूट-पीस लें। तीनों के बराबर मिस्री मिला लें। एक-एक चम्मच गर्म दूध के साथ लें।
- शतावर, मुलेठी, सत गिलोय, शुद्ध शिलाजीत, वंशलोचन, तालमखाने, छोटी इलायची के बीज, पाषाणभेद, लौह भस्म व बंग भस्म सभी को समान मात्रा में लें। इन सबके वजन के बराबर मिस्री मिला लें। एक चम्मच दवा सुबह-शाम दूध के साथ लें।
- स्वर्ण भस्म 1 भाग, कस्तूरी 2 भाग, रजत भस्म 3 भाग, जावित्री 4 भाग, केशर 5 भाग, छोटी इलायची के बीजों का चूर्ण 5 भाग, जायफल का चूर्ण 6 भाग व वंशलोचन का चूर्ण 7 भाग लेकर अच्छी तरह मिला लें। पान के स्वरस में घोटकर मूंग की दाल के बराबर गालियां बना लें। 1-2 गोली शहद, मलाई या मक्खन के साथ लेकर ऊपर से दूध पी लें।

पेटेंट औषधियां

स्वामला कम्पाउन्ड (धूतपापेश्वर), एडीजोआ कैप्सूल (चरक), स्पीमेन गोलियां (हिमालय), सीमेन्टों गोलियां (एमिल), अश्वगन्धा कैप्सूल (माहेश्वरी), वाजीएम कैप्सूल, गोलियां व तेल (माहेश्वरी), डिवाइन हैल्थ प्लस कैप्सूल (बी.एम.सी. फार्मा)।

दांतों व मसूढ़ों के रोग

दांतों व मसूढ़ों के सामान्य रोग
(General Diseases of Gums & Teeth)

कारण

दांतों की समुचित सफाई न होने से तथा अधिक गर्म या ठण्डे पदार्थ लेने से दांतों व मसूढ़ों के रोग उत्पन्न होते हैं।

लक्षण

दांतों में ठंडा-गर्म लगना, कीड़ा लगना, दांतों का हिलना, दांतों में काली पपड़ी जमना, मसूढ़ों से खून आना आदि।

घरेलू चिकित्सा

- सेंधानमक को अत्यंत बारीक पीस लें। आधा चम्मच सेंधानमक के इस चूर्ण को चार गुना सरसों के तेल में मिलाकर हलके हाथ से सुबह के समय मसूढ़ों व दांतों की मालिश करें। बाद में पानी से मुंह साफ कर लें।
- सुबह नियमित रूप से नीम की दातुन करें।
- आधे चम्मच बारीक हलदी के चूर्ण में चार गुना सरसों का तेल मिलाएं और सुबह मसूढ़ों की मालिश करें। बाद में गुनगुने पानी से कुल्ले करें।
- आक की टहनियों को सुखा लें और सूखने पर जलाकर बारीक पीस लें। सरसों का तेल मिलाकर दांतों पर मलें। थोड़ी देर दांतों में से पानी निकलने दें, फिर गर्म पानी से कुल्ले कर लें।

134

- रीठे के छिलकों को लोहे की कड़ाही में जला लें। फिर इसमें भुनी हुई फिटकिरी बराबर मात्रा में मिलाकर बारीक पीसकर रखें। इसे मंजन की तरह सुबह-शाम प्रयोग करें।
- सेंधानमक, पिप्पली और जीरा सम भाग लेकर पीस लें और इस मंजन का प्रयोग करें।
- जामुन की छाल को सुखाकर कूट लें और मंजन की तरह प्रयोग करें।
- बरगद की जटाओं की दातुन करें।
- नीम की पत्तियां पानी में उबालकर कुल्ले करें।
- प्याज को पत्तियों समेत कूटकर, रस निकालकर उससे कुल्ले करें।

दांत दर्द

- फिटकिरी और लौंग बराबर मात्रा में पीसकर दांतों पर मलें। दर्द तुरंत दूर हो जाएगा।
- आधा चम्मय हलदी, 4 चम्मच अजवायन व 4 अमरूद के पत्तों को आधा लीटर पानी में उबालें और उतार लें। गुनगुना रह जाने पर इस के कुल्ले करें। दर्द में तुरंत आराम मिलेगा।
- हींग को गर्म करके दर्द वाले दांत पर दबाकर रखें, दर्द गायब हो जाएगा।
- कपूर दांतों के बीच में दबाकर रखने से थोड़ी देर में दांत दर्द दूर हो जाएगा।
- अदरक के टुकड़े पर नमक लगाकर दांत के नीचे दबाएं।
- हलदी को जलाकर बारीक पीस लें और मंजन की तरह प्रयोग करें।
- एक-एक चम्मच अनार और बेर की छाल के चूर्ण में दो लौंगें डालकर पानी में उबालें। छान कर इससे गरारे व कुल्ले करें।
- आम के पत्तों को सुखाकर व जलाकर चूर्ण बना लें। इस चूर्ण में थोड़ा सा नमक व सरसों का तेल मिलाकर मंजन करें।
- पुदीने के पत्ते सुखाकर मंजन की तरह प्रयोग करें। साथ में थोड़ा-सा नमक मिला सकते हैं।
- बादाम के छिलके जलाकर रख लें और पीसकर मंजन की तरह प्रयोग करें।
- अदरक को कूटकर उसका रस निकाल लें और इसके एक चम्मच रस में एक चुटकी नमक मिलाकर मसूढ़ों की मालिश करें।
- आंवले के चूर्ण में कपूर मिलाकर मंजन की तरह प्रयोग करें।

- दो सूखे अंजीर रात को इतने पानी में भिगोएं कि अंजीर पानी को सोख लें। सुबह उठकर इन अंजीरों को चबाएं।
- संतरे के छिलके सुखाकर अच्छी तरह कूट-पीसकर छान लें और मंजन करें।
- पालक के कच्चे पत्ते दिन में दो-तीन बार चबाएं। पालक व गाजर का जूस भी पिलाएं।
- रोगी को सप्ताह भर केवल अंगूर खिलाएं, मसूढ़ों व दांतों के सभी रोगों से मुक्ति मिल जाएगी।
- संतरे का रस रोगी को दिन में कई बार पिलाएं या संतरा खाने को दें।
- अनार का छिलका सुखाकर समान मात्रा में काली मिर्च व नमक के साथ पीस लें और मंजन की तरह प्रयोग करें।

आयुर्वेदिक औषधियां

लाल दंत मंजन, त्रिफला गुग्गुल, पंचक्षीरी वल्कल क्वाथ, लवंग तेल, यवक्षार, बकुलत्वक चूर्ण, खदिरादि वटी, लाक्षा चूर्ण आदि।

पेटेंट औषधियां

गम टोन पाउडर (चरक), जी-32 गोलियां (एलारसिन), लाल दंत मंजन (डाबर व वैद्यनाथ)।

गले के रोग

गले की सूजन (खराश)
(Pharyngitis)

कारण

गर्म भोजन के साथ ठंडा लेने, खांसी हो जाने तथा जुकाम का संक्रमण गले की ओर बढ़ जाने से गले में सूजन या खराश उत्पन्न हो जाती है।

लक्षण

भोजन निगलने में कठिनाई, गले में दर्द, खांसी आदि।

घरेलू चिकित्सा

+ एक गिलास गुनगुने पानी में एक चम्मच नमक डालकर दिन में चार-पांच बार गरारे करें।
+ फूली हुई फिटकिरी 1 चम्मच की मात्रा में एक गिलास गुनगुने पानी में डालकर उससे गरारे करें।
+ दो चम्मच अजवायन को दो गिलास पानी में डालकर उबालें और काढ़ा बना लें। थोड़ा-सा नमक डालकर हर दो-तीन घंटे के बाद गरारे करें।
+ सूखा धनिया और मिसरी बराबर मात्रा में लेकर मिलाएं। एक चम्मच की मात्रा में दिन में तीर-चार बार चबाएं।
+ एक पाव दूध में आधा चम्मच हलदी का चूर्ण उबालें और एक चम्मच मिसरी मिलाकर सुबह-शाम लें।
+ नीम की पत्तियां पानी में उबालें और गुनगुना रहने पर उससे गरारे करें।

* थोड़ी-सी सोंठ मुंह में रखकर चूसें।
* पके हुए शहतूत दिन में कई बार खाएं।

आयुर्वेदिक औषधियां

यष्टीमधु घनसत्व, शुंठी चूर्ण, मरिच चूर्ण का प्रयोग किया जा सकता है। इसके अतिरिक्त सैप्टीलिन गोलियां (हिमालय) भी लाभदायक होती हैं।

गलग्रंथि शोथ
(Tonsilitis)

कारण

पुराना जुकाम बिगड़ने, जीवाणु संक्रमण के कारण या बहुत ठंडा पेय आदि ले लेने पर गलग्रंथि में सूजन आ जाती है।

लक्षण

गले में दर्द रहता है व भोजन निगलने में कठिनाई होती है। सिर व शरीर में भी दर्द हो सकता है तथा बुखार भी आ सकता है।

घरेलू चिकित्सा

* बारीक पिसी हुई हलदी, काली मिर्च और मुश्क कपूर बराबर मात्रा में लेकर उन्हें तीनों के सम्मिलित वजन से दो गुने मिट्टी के तेल में डालकर 5-6 घंटे धूप में पड़ा रहने दें। अगले दिन छान कर रख लें और फुरेरी से गले में लगाएं।
* 50 ग्राम अलसी के बीज कूटकर 1 चम्मच घी में भून लें। ऊपर से पानी डालकर पुल्टिस बना लें। जब अधिक गर्म न रहे, तो कपड़े पर रखकर गले पर बांधें।
* हलदी और बायबिडंग को समभाग लेकर कूट लें। इसमें समभाग सेंधानमक लेकर तीनों को पानी में उबालें। पांच मिनट तक उबलने के बाद इसे कपड़े से छान लें और गुनगुना रहने पर गर्म पानी से सुबह-शाम गरारे करें।

- एक गिलास गर्म पानी में एक चम्मच नमक डालकर दिन में 3-4 बार गरारे करें।
- टमाटर के गर्म-गर्म सूप में काली मिर्च व काला नमक डालकर पिएं।
- गाजर के रस में काला नमक व काली मिर्च डालकर लें।

आयुर्वेदिक औषधियां

जातीफलादि बटी, स्वल्पपीतक चूर्ण, पञ्चकोलादि गुटी, द्राक्षादि चूर्ण, व्योषादि चूर्ण, व्याघ्री घृत, निम्ब क्वाथ।

पेटेंट औषधियां

सैप्टीलीन गोलियां (हिमालय), डीटोन्सी गोलियां (चरक)।

आंखों के रोग

नेत्रशोथ
(Conjuctivitis)

कारण

आंखों की सबसे आगे की झिल्ली में जो पलकों सहित पूरी आंख पर छाई रहती है, सूजन आना नेत्रशोथ कहलाता है। यह रोग ग्रीष्म ऋतु में और बच्चों में अधिक होता है। जीवाणु संक्रमण, असात्म्यता (एलर्जी) या किसी बाहरी वस्तु के आंख में गिर जाने से यह रोग होता है।

लक्षण

इस झिल्ली की रक्तवाहिनियों में रक्त अधिक मात्रा में भर जाता है, जिससे आंखों में लाली आ जाती है। लाली के साथ सूजन व खुजली भी हो सकती है। सुबह के समय पलकें चिपकी हुई होती हैं। आंखों से पानी निकलता है। प्रकाश में जाते ही आंखें चुंधियाने लगती हैं।

घरेलू चिकित्सा

- रसौत व फिटकिरी 5-5 ग्राम की मात्रा में लेकर 100 मि.ली. गुलाब जल में अच्छी तरह मिलाकर, छानकर रख लें। यह दवा 2-2 बूंद दोनों आंखों में दिन में तीन बार डालें।
- पांच ग्राम भुना हुआ सुहागा और इससे तीन गुना पिसी हलदी लेकर एक लीटर पानी में उबालें। निथारने के बाद रुई से या साफ कपड़े से भिगोकर आंखों की सिंकाई करें।

140

- ताजे आंवले का रस निकालकर व छानकर 2-2 बूंदें आंखों में डालें।
- शुद्ध शहद आंखों में सुबह व शाम को लगाएं।
- धनिए के एक चम्मच बीज 1 कटोरी पानी में उबालें और छानकर रख लें। इससे आंखों की सिकाई करें।

मोतियाबिंद
(Cataract)

कारण

दृष्टिपटल पर एक आवरण या झिल्ली बन जाने से यह रोग होता है। जीवाणु संक्रमण, मधुमेह, विकिरण, चोट आदि के कारण यह रोग हो सकता है। वृद्धावस्था में यह स्वाभाविक रूप से होने वाली प्रक्रिया है।

लक्षण

दृष्टिपटल पर झिल्ली का आवरण चढ़ जाने से साफ दिखाई नहीं देता, क्योंकि आंख से दिखाई देने वाला दृश्य दृष्टिपटल द्वारा पूर्ण या आंशिक रूप से ग्रहण नहीं हो पाता।

घरेलू चिकित्सा

आरंभिक स्थिति में इन दवाओं के प्रयोग से मोतियाबिंद की चिकित्सा संभव है, रोग बढ़ने पर शल्य क्रिया के अलावा कोई विकल्प नहीं है। फिर भी रोग की प्रारंभिक अवस्था में निम्न उपाय किए जाने से लाभ होता है :

- निर्मली के बीज बारीक पीसकर छान लें और सममात्रा में शहद मिला लें। इसे सुबह-शाम सुर्मे की भांति प्रयोग करें।
- शहद व प्याज का रस समान मात्रा में मिलाकर आंखों में लगाएं।
- अपामार्ग की जड़ को शहद में घिसकर लगाएं।
- शरपुंखा के बीजों को बारीक पीसकर सुबह-शाम आंखों में लगाएं।
- चौलाई के पत्तों का एक गिलास रस रोज पिएं।
- ककरौंदा के ताजे पत्तों का रस निकालकर व छानकर दो-दो बूंद सुबह व शाम आंखों में डालें।

- सौंफ व धनिए के बीज समान मात्रा में लेकर चूर्ण बनाएं। इनके बराबर देसी खांड़ मिलाकर रख लें। यह चूर्ण सुबह-शाम दो-दो चम्मच दूध के साथ लें।
- 1 चम्मच सौंफ सुबह-शाम अच्छी तरह चबाकर ऊपर से एक-एक गिलास गर्म दूध पिएं।
- स्वमूत्र दो-दो बूंद सुबह-शाम आंखों में डालें।

आयुर्वेदिक औषधियां

महा त्रिफला घृत, वासादिक्वाथ व अमृतादि गुग्गुल घृत का प्रयोग कर सकते हैं। स्थानीय प्रयोग हेतु चन्द्रोदयवर्ति, शिरीषबीजा धञ्जन या शंखाद्यंजन आंखों में लगाएं।

दृष्टिमंदता
(Retinopathy)

कारण

सामान्य से कम, धुंधला या अस्पष्ट दिखाई देना दृष्टिमंदता कहलाता है।

लक्षण

आंख की मध्यवाहिका में किसी विकृति आने या आंख की तिरछी सतह की वक्रता में किसी परिवर्तन के कारण यह रोग होता है। दृष्टि पटल की सूक्ष्म धमनियों में विकृति आने, वृक्क रोगों में तथा मधुमेह में भी यह स्थिति आ सकती है। पुराने जुकाम या कब्ज से भी इसकी संभावना हो सकती है।

घरेलू चिकित्सा

- यदि रोगी पुराने जुकाम अथवा कब्ज से पीड़ित हो, तो पहले उसकी चिकित्सा करें। इसी प्रकार वृक्क रोग या मधुमेह की शिकायत होने पर उसकी चिकित्सा करें।
- पांच बादाम रात को पानी में भिगोकर रखें। सुबह इसमें बराबर मात्रा में काली मिर्च डालकर पीस लें तथा मिसरी व मिर्च को दूध के साथ सेवन करें।

- सौंफ, बादाम की गिरी व कूजा मिस्री, तीनों को बराबर की मात्रा में लेकर कूटकर रख लें। दो चम्मच चूर्ण रात को सोते समय गर्म दूध से लें। बच्चों के लिए मात्रा एक चम्मच हो जाएगी।
- मुलेठी का पांच ग्राम चूर्ण आधा चम्मच शुद्ध घी व एक चम्मच शहद मिलाकर सुबह-शाम लें।
- हरड़, बहेड़ा, आंवला व मुलेठी बराबर मात्रा में लेकर चूर्ण बनाएं व एक-एक चम्मच, सुबह-शाम लें।

आयुर्वेदिक औषधियां

महात्रिफला घृत, सप्तमृत लौह, त्रिफला पाक, वासादि क्वाथ, अमृतादि गुग्गुल घृत, बलादि घृत या दशमूल घृत का प्रयोग दृष्टिमंदता में किया जा सकता है।

गुहेरी (पलकों में दाने निकलना)

(Stye)

कारण

आंखों की समुचित सफाई के अभाव में जीवाणु संक्रमण के कारण यह रोग होता है।

लक्षण

पलकों के बीच में दाने निकलते हैं, जिनमें लालिमा व दर्द होता है। बाद में दाने पककर फूट जाते हैं। कभी-कभी एक दाना ठीक होने पर दूसरा और दूसरा दाना ठीक होने पर तीसरा निकलता है और इस प्रकार दानें निकलते ही रहते हैं। आंखों की समुचित सफाई न करने से संक्रमण होने के कारण यह रोग होता है।

घरेलू चिकित्सा

- इमली के बीजों को पानी में भिगोकर उसका छिलका उतार लें। बीज की गिरी को पत्थर पर घिसकर आंख में लगाएं।
- हलके गर्म पानी की सेंक करें।
- त्रिफला एक-एक चम्मच सुबह-शाम दूध के साथ लें। त्रिफला रात को पानी में भिगोकर रखें व सुबह इस पानी को छानकर आंखों को धोएं।

आयुर्वेदिक औषधियां

चन्द्रोदय वर्ति, लोध्रादिसेक, धात्रीफलादि सेचन, निम्बपत्रादि योग का प्रयोग इस रोग की चिकित्सा हेतु बताया गया है।

रात्रि अन्धता (रतौंधी)
(Night Blindness)

कारण

विटामिन ए की कमी से होने वाले इस रोग में रोगी को रात में कम दिखाई देता है या बिलकुल भी दिखाई नहीं देता है।

एक वयस्क व्यक्ति को 2000 से 4000 कैलोरी की दैनिक आवश्यकता होती है। यह दूध व अंडे की जर्दी में, गाजर, पालक, टमाटर आदि सब्जियों में पाए जाने वाले बीटा कैरोटीन से आंतों द्वारा तथा यकृत में विद्यमान कैरोटीनेस द्वारा तैयार होता है। भोजन में उपरोक्त चिकनाईयुक्त पदार्थों व सब्जियों के अभाव से यह रोग उत्पन्न होता है। पुराने दस्तों, ग्रहणी व यकृत संबंधी रोगों में भी विटामिन ए की उत्पत्ति तथा संचय का कार्य बंद हो जाता है, जिससे रात्रि अंधता उत्पन्न हो सकती है।

लक्षण

रात में कम या बिलकुल दिखाई न देने के अतिरिक्त त्वचा में रूखापन रहता है। हड्डियों, आंतों व श्वासनली संबंधी रोग भी हो सकते हैं, क्योंकि विटामिन ए का इनकी कार्यप्रणाली के सुचारु रूप से संचालन हेतु महत्त्वपूर्ण योगदान है। गुर्दे में पथरी बनने की संभावना भी हो सकती है, क्योंकि इसके अभाव में गुर्दों के अंदर के इपीथीलियम सेल झड़ने शुरू हो जाते हैं।

घरेलू चिकित्सा

तीव्र रोग में विटामिन ए की 25000 से 50000 यूनिट प्रतिदिन की आवश्यकता होती है। दूध, गाजर, पत्ता गोभी, टमाटर आदि का प्रयोग पूरे दिन में उनमें पाई जाने वाली विटामिन ए की मात्रा के अनुसार किया जा सकता है।

विटामिन ए की 2000 यूनिट लगभग आधा लीटर दूध में या 30 ग्राम मक्खन से या आधा किलो गाजर से या आधा किलो बंद गोभी से या 3-4 अंडों से मिल जाती है। अतः विटामिन ए की कमी को पूरा करने के लिए टमाटर, पालक, गाजर व बंद गोभी की सब्जी रोगी को दिन में नाश्ते-भोजन आदि में खिलाएं, भोजन के साथ इनका सलाद भी लें। दिन में दो-तीन बार इनका रस पिएं। भोजन में मक्खन व दूध पर्याप्त मात्रा में लें।

+ टमाटर का सूप अथवा पालक, बंद गोभी व गाजर का सूप लें।
+ रोगी को चौलाई का साग नियमित रूप से खिलाएं।
+ हरी सब्जियों में से पालक में सर्वाधिक विटामिन ए है। रात्रि अन्धता से बचाव और इसके इलाज हेतु पालक की सब्जी व सूप का अधिक-से-अधिक प्रयोग करें।
+ दूध, मक्खन, अंडे की जर्दी में विटामिन ए पर्याप्त मात्रा में होता है, अतः इनका अधिकाधिक प्रयोग कराएं।

यदि दस्त, ग्रहणी अथवा किसी यकृत संबंधी रोग के कारण विटामिन ए के संचय और कार्यप्रणाली में आई गड़बड़ी इस रोग के लिए जिम्मेवार हो, तो निम्नलिखित चिकित्सा भी साथ में लें–

+ पांचों नमक (सेंधा, काला, विड, समुद्र व सांभर) बराबर मात्रा में पीस लें और साधारण नमक के स्थान पर इसका उपयोग करें।
+ गन्ने व मूली का रस (पत्ते सहित) 4 : 1 के अनुपात में रोगी को दें।
+ 10 ग्राम तुलसी के पत्ते 250 ग्राम पानी में उबालें, एक चौथाई रह जाने पर उतार लें और ठंडा करके छानकर पिलाएं।

आयुर्वेदिक औषधियां

कुमार कल्याण रस, आमलकी रसायन, नवायस लौह, मण्डूर भस्म, पुनर्नवा मण्डूर।

स्त्रियों के रोग

श्वेत प्रदर
(Leucorrhoea)

कारण

स्त्रियों की योनि से सफेद रंग का स्राव निकलना श्वेत प्रदर कहलाता है। योनि को नम रखने व संक्रमण से बचाने हेतु होने वाले स्वाभाविक स्राव से यह भिन्न होता है।

यौनांगों की सफाई न रखने, किसी संक्रमित पुरुष से यौन संबंध बनाने के कारण तथा हस्तमैथुन के कारण होने वाले संक्रमण से यह रोग हो जाता है। सिंथेटिक धागों से बने अंतः वस्त्र भी इस रोग की उत्पत्ति में सहायक हैं।

लक्षण

योनि से सफेद रंग का स्राव निकलना प्रदर रोग का मुख्य लक्षण है। यह स्राव दुर्गंधित भी हो सकता है और इससे योनि मार्ग में खुजली भी उत्पन्न हो सकती है।

घरेलू चिकित्सा

- भुने हुए चनों का छिलका उतार कर केवल चनों का चूर्ण बना लें और उसमें सम भाग मिसरी मिला लें। यह चूर्ण एक-एक चम्मच की मात्रा में सुबह-शाम ठंडे पानी से दें।
- माजूफल 1 भाग, बड़ी इलायची 1 भाग व मिस्री दो भाग। इनका चूर्ण बना लें। इसकी 2-2 ग्राम दवा सुबह-शाम पानी के साथ दें।

146

+ किशमिश 10 ग्राम व भुने हुए चने की दाल 10 ग्राम मिलाकर सुबह-शाम लें।

+ एक-एक पका हुआ केला सुबह-शाम घी के साथ लें।

+ पिसा हुआ माजूफल 3-3 ग्राम की मात्रा में सुबह-शाम लें।

+ एक साबुत गोला (नारियल) लेकर उसके ऊपर की ओर से एक छोटा सा टुकड़ा काट दें, फिर उसमें पिसा हुआ कमरकस भर दें। काटा हुआ टुकड़ा वापस उसके स्थान पर रख कर पूरे गोले पर गुंधे हुए आटे का मोटा लेप कर दें। इसे उपलों की हलकी आंच में रख दें। जब आटा पककर लाल हो जाए, तो इसे निकाल लें। आटे को हटाकर, गोले के भार के बराबर मिसरी मिलाकर कूट लें। एक से दो चम्मच तक सुबह-शाम गाय के दूध से खिलाएं। यह चूर्ण प्रदर के साथ-साथ शारीरिक कमजोरी को भी खत्म करता है।

+ गूलर का पका हुआ फल साबुत खाकर पानी पिएं।

+ अनार के पत्ते 20 ग्राम व सौंफ एक ग्राम में 5 काली मिर्च पानी के साथ पीसकर छानें और सुबह-सुबह पिएं।

+ 1 चम्मच नीम का तेल एक कटोरी मिसरी मिले गाय के दूध से सुबह के समय रोगी को पिलाएं।

+ चौलाई की जड़ का चूर्ण आधा से एक चम्मच की मात्रा में चावलों के धोवन में या शहद में मिलाकर सुबह-शाम दें।

+ रोगी को दिन में चार-पांच बार सौ-सौ ग्राम अंगूर खिलाएं।

+ आधा चम्मच आंवले का चूर्ण एक चम्मच शहद में मिलाकर सुबह-शाम रोगी को दें।

+ चौलाई की जड़ का छिलका एक पाव पानी के साथ रगड़ें व इसे सुबह-शाम रोगी को दें। यदि जड़ न मिले, तो पत्तियां व टहनियां ही प्रयोग में लाएं।

आयुर्वेदिक औषधियां

गोदन्ती भस्म, शिलाजीत्वादि लौह, सुपारी पाक, नागकेसर चूर्ण, आंवला चूर्ण, मोचरस चूर्ण, माजूफल चूर्ण, आशोकारिष्ट, प्रदरारि लौह, पुष्यानुग चूर्ण, प्रदरान्तक लौह आदि।

पेटेंट औषधियां

एन. एस. ल्यू. गोलियां (एमिल), फैमीप्लेक्स गोलियां (चरक), ल्यूमिटॉल गोलियां (सोल्यूमिक्स) व ल्यूकोल गोलियां (हिमालय), ल्यूकैम सीरप व गोलियां (माहेश्वरी)।

रक्त प्रदर
(Menorrhagia & Metrorrhagia)

कारण

हारमोन का असंतुलन, श्रोणि प्रदेश में संक्रमण, चिंता, शोक, भय आदि कारणों से रक्त प्रदर की शिकायत होती है।

लक्षण

मासिक धर्म के समय रक्त अधिक मात्रा में आना, चार दिन (सामान्य) से अधिक दिन तक चलना रक्त प्रदर कहलाता है। मासिक स्राव अपने नियत समय (सामान्यतया 20 दिन से 30 दिन) से काफी पहले आ जाना भी रक्त प्रदर की श्रेणी में गिना जाता है।

घरेलू चिकित्सा

- 20 ग्राम राल सफेद व 30 ग्राम असगन्ध नागोरी को कूट-पीसकर चूर्ण कर लें। इसमें इनके वजन के बराबर मिस्री कूटकर मिला लें। 2-2 चम्मच दवा सुबह-शाम पानी के साथ दें। इससे रक्तस्राव तुरंत ही नियंत्रित हो जाएगा।
- 5-5 गुलाब के ताजा फूल सुबह-शाम आधा चम्मच मिस्री के साथ खिलाकर ऊपर से गाय का दूध पिलाएं। यह दवा लगभग 1 माह तक खिलाएं।
- पके हुए गूलर के फलों को सुखाकर कूटकर चूर्ण बना लें। इसमें समभाग मिस्री मिलाकर रख लें। सुबह-शाम 2-2 चम्मच दवा दूध के साथ दें।
- एक भाग सोना गेरू व तीन भाग मुलेठी को कूट-पीसकर रख लें। 1-1 चम्मच पूर्ण दिन में तीन बार चावल के धोवन के साथ दें। इस दवा को एक सप्ताह तक प्रयोग कराएं।

* माजूफल, गेरू व पठानी लोध बराबर मात्रा में कूट-पीसकर छान लें। आधा-आधा चम्मच सुबह-शाम दूध के साथ दो सप्ताह खिलाएं।
* अनार के सूखे छिलके कूटकर चूर्ण बनाएं और एक-एक चम्मच दवा पानी के साथ सुबह व शाम को दें।

आयुर्वेदिक औषधियां

पुष्यानुग चूर्ण, धात्री लौह।

पेटेंट औषधियां

एमीकोर्डियल सीरप व गोलियां (एमिल), पोसैक्स फोर्ट कैप्सूल (चरक), ल्यूकैम गोलियां व सीरप (माहेश्वरी)।

प्रसूताओं में दूध की कमी (स्तन्याभाव)
(Lack or Failure of Lactation)

कारण

कमजोरी, शरीर में खून की कमी, हारमोन की गड़बड़ी के कारण यह रोग होता है।

लक्षण

बच्चे के जन्म के बाद माता के स्तनों में दूध नहीं उतरता या कम उतरता है। बच्चे को मां का दूध यदि न मिले, तो बच्चा न केवल कमजोर रहता है, बल्कि उसके शरीर में रोगों से लड़ने हेतु प्रतिरोधात्मक शक्ति का भी अभाव रहता है, जिससे बच्चा बार-बार बीमार पड़ जाता है।

घरेलू चिकित्सा

* माता को पौष्टिक आहार जैसे–दूध, फल, जूस आदि पर्याप्त मात्रा में दें।
* शतावरी चूर्ण 1-1 चम्मच सुबह-शाम गर्म दूध में चीनी मिलाकर दें।
* सौंफ, सफेद जीरा और मिस्री तीनों का अलग-अलग चूर्ण बनाकर समभाग लेकर मिला लें। एक-एक चम्मच दवा सुबह-शाम दूध के साथ दें।

+ स्तनों पर सुबह-शाम एरंड के तेल की मालिश करें।
+ 10-12 किशमिश सुबह-शाम दूध में उबाल कर खाएं।
+ पपीता व अंगूर सुबह-खाम खाने को दें।
+ अंगूर या गाजर का 1-1 गिलास रस सुबह-शाम पीने को दें।

आयुर्वेदिक औषधियां

गैलाकोल गोलियां (चरक), लैप्टाडीन गोलियां (एलारसिन), शतावरैक्स दाने (झण्डु)।

कष्टार्त्तव
(Dysmenorrhoea)

कारण

10-12 वर्ष की छोटी आयु में मासिक धर्म शुरू हो जाए, तो कमर व पेड़ू में रह-रहकर दर्द उठता है। कुछ स्त्रियां जो शारीरिक श्रम बिलकुल नहीं करतीं, उनमें भी हर माह मासिक धर्म शुरू होने से पहले पेड़ू व कमर में दर्द रहता है।

दोषों के कुपित होने, गर्भाशय में व्रण, क्षत या मस्सा आदि होने से भी मासिक स्राव कष्टपूर्ण होता है। उपवास, रक्ताल्पता, श्वेत प्रदर, चिंता, शोक, क्रोध आदि से भी यह संभव है।

लक्षण

पेड़ू व कमर में दर्द के अलावा मेरुदंड व सिर में भी पीड़ा हो सकती है। उलटी व चक्कर, भूख में कमी आदि लक्षण भी साथ में हो सकते हैं।

घरेलू चिकित्सा

+ भोजन पौष्टिक करें, हरी सब्जियों का प्रयोग करें। इसके अतिरिक्त पेड़ू पर सेंक करें।
+ आक की जड़ को छाया में सुखाकर, कूट-पीसकर, छानकर रख लें। आधा ग्राम चूर्ण पाव भर गर्म दूध से दें।
+ हरे आंवलों से निकाले तीन चम्मच रस में बराबर मात्रा में शहद मिलाकर लें। यदि ज्यादा आंवले उपलब्ध न हों, तो चार चम्मच आंवले का चूर्ण ले सकते हैं।

+ एक चम्मच मेथी के दाने कूटकर पाव भर पानी में उबालें। आधा रह जाने पर उतार लें व गुनगुना होने पर पी लें। इसे दिन में दो बार लें।
+ आधा चम्मच तिल का चूर्ण दिन में दो-तीन बार लें।
+ बथुए का साग खाएं।

अयुर्वेदिक औषधियां

विजयावटी व रजः प्रवर्तिनीवटी इस रोग में काफी लाभदायक होती है।

पेटेंट औषधियां

एमीकोर्डियल सीरप व गोलियां (एमिल), एलोय कम्पाउन्ड गोलियां (एलारसिन), रजोप्लैक्स कैप (माहेश्वरी), मीनोक्रेम्प गोलियां (सोल्यूमिक्स), सनकार्डिल सीरप (संजीवन)।

बांझपन
(Intertility)

कारण

गर्भधारण न कर पाना बांझपन कहलाता है। यदि पुरुष वीर्य में शुक्राणुओं की कमी है, तो नारी स्वस्थ होते हुए भी गर्भधारण में असमर्थ रहती है। यदि शुक्राणु स्वस्थ हैं और संख्या में 1000-1250 लाख प्रति मि. ली. हैं, तो नारी की विकृतियों के विषय में विचार करना चाहिए। गर्भाशय का आकार छोटा होना, गर्भाशय उलटा स्थित होना, गर्भाशय में सूजन, गर्भाशय का मुख सुई की नोक जैसा होना, डिम्ब ग्रंथियों में संक्रमण या अन्य कोई रोग, डिम्बवाही नलिकाओं में सूजन पर उनका बंद होना आदि कारण ऐसे हैं, जिनसे गर्भधारण संभव नहीं हो पाता।

लक्षण

एक वर्ष तक लगातार यौन सम्बन्धों के बाद भी गर्भधारण न कर पाना ही इस रोग का लक्षण है।

घरेलू चिकित्सा

- सर्वप्रथम पुरुष के वीर्य की जांच कराएं। यदि वीर्य में शुक्राणुओं की संख्या कम हो या अन्य कोई असामान्यता हो, तो उसकी चिकित्सा कराएं।
- कायफल को कूट-पीसकर उसमें समभाग मिसरी मिला लें। मासिक आरंभ होने के पांचवे दिन से 6-6 ग्राम दवा चार दिन तक सेवन करें।
- सोंठ, काली मिर्च, नागकेसर व छोटी पिप्पल सम मात्रा में लेकर कूट पीसकर चूर्ण बना लें। आधा चम्मच दवा गाय के घी में मिलाकर सेवन कराएं।
- नागदमनी को गाय के घी में मिलाकर योनि में लेप करें।
- नागकेसर को बारीक पीसकर 4 ग्राम की मात्रा में बछड़े वाली गाय के दूध से मासिक शुरू होने के दिन से आठ दिन तक खिलाएं।

आयुर्वेदिक औषधियां

लक्ष्मणा लौह, लक्ष्मणारिष्ट, आशोकारिष्ट, मुक्तापिष्टी, प्रवाल भस्म एवं लौह भस्म का प्रयोग बांझपन की चिकित्सा हेतु कर सकते हैं।

पेटेंट औषधियां

एम-2 टोन सीरप (चरक), एमीकोर्डियल सीरप व गोलियां (एमिल)।

नाक कान गले के रोग

नासास्रोत शोथ
(Sinusitis)

कारण

चेहरे की हड्डियों में स्थित गुहाएं (रिक्त स्थान) जोकि नाक से संबद्ध हैं, साइनस कहलाती हैं। ये श्लेष्म कला से ढकी रहती हैं एवं चार प्रकार की होती हैं और जिस हड्डी में स्थित हैं, उनके अनुसार इनका नामकरण किया गया है। जुकाम या इन्फ्लुएन्जा के उपद्रव के रूप में या संक्रमण के कारण इनमें सूजन आ जाने को साइनुसाइटिस या नासास्रोत शोथ कहते हैं।

लक्षण

किसी साइनस में शोथ होने पर एक ओर की नासिका से स्राव होता है, साथ ही वेदना की शिकायत भी रहती है। जिस साइनस में शोथ हो, उसी के अनुसार वेदना की प्रतीति भी माथे व चेहरे के विभिन्न भागों में होती है।

घरेलू चिकित्सा

+ रोगी को पसीना आने वाली दवा दें, ताकि शोथ के कारण पूरी तरह या आंशिक रूप से बंद नासागुहा के छिद्र खुल जाएं। इसके लिए रोगी को अदरक, लौंग, काली मिर्च, बनफशा की चाय पिलाएं।
+ एक ग्राम काली मिर्च को आधा चम्मच देसी घी में गर्म करें। ठंडा होने पर छान लें व 2-3 बूंद नाक के दोनों छिद्रों में तीन बार डालें।
+ अदरक या सफेदे के पत्ते पानी में उबाल कर भाप लें।

- 5 ग्राम अदरक घी में भूनकर सुबह-शाम लें।
- 5 ग्राम अदरक को पाव भर दूध में उबालें। यह दूध नाक के नासाछिद्रों में भर कर रखें।
- जलनेति–1 लीटर पानी को नमक डाल कर उबालें। गुनगुना रहने पर टोंटीयुक्त लोटे में भरकर बाएं नाक से पानी लेकर दाएं से निकालें। फिर दाएं से लेकर बाएं नाक से निकालें। अंत में बारी-बारी से दोनों नाकों से पानी लेकर मुंह से निकालें।

पेटेंट दवाएं

सैप्टीलिन गोलियां (हिमालय), सीफाग्रेन गोलियां व नाक में डालने की दवा (चरक) इस रोग में अत्यंत लाभदायक है।

आयुर्वेदिक औषधियां

नाग गुटिका, व्योषादि वटी, चित्रकहरीतकी, अवलेह, षड्बिंदुतैल, अणुतेल आदि दवाओं का प्रयोग कर सकते हैं।

बहरापन
(Deafness)

कारण

केन्द्रीय तन्त्रिका तन्त्र में स्थित श्रवण केन्द्र रोगग्रस्त या क्षतिग्रस्त हो जाने से बाधिर्य हो सकता है। अन्तःकर्ण में स्थित श्रवण नाड़ी में शोथ या क्षीणता उत्पन्न होने से भी बधिरता हो सकती है। विष के प्रभाव से, लम्बे समय तक तम्बाखू के उपयोग से, फिरंग व संक्रमणजन्य तीव्र ज्वर के कारण भी यह नाड़ी प्रभावित हो सकती है। श्रवण मार्ग में अवरोध होने की स्थिति में बहरापन हो सकता है। कान के परदे पर चोट या संक्रमण होने तथा कान के अंदर विद्यमान छोटी अस्थियां रोगग्रस्त हो जाने पर भी बाधिर्य उत्पन्न हो सकता है।

लक्षण

सुनाई कम देना या बिल्कुल सुनाई न देना ही इस रोग का लक्षण है।

घरेलू चिकित्सा

यद्यपि कारण के अनुसार चिकित्सा अलग-अलग होती है। फिर भी निम्नलिखित सामान्य चिकित्सा इस रोग में दे सकते हैं–

+ गेंदे के पत्तों का रस निकालकर सुबह-शाम कान में डालें।
+ तारपीन के तेल में पांच गुना बादाम रोगन डालकर 15-20 मिनट तक खूब हिलाएं। रात को रूई का फाहा भर कर कान में डालें व सुबह निकाल दें।
+ प्याज कूटकर 2-3 बूंद दिन में दो बार डालें।
+ नीम की पत्तियां पानी में उबालें। ठंडा होने पर 2-3 बूंद सुबह-शाम कान में डालें।
+ 100 ग्राम सरसों का तेल कड़ाही में गर्म करें। जब तेल गर्म हो जाए, तो दो करेले काटकर इसमें डाल दें। करेले जल जाएं तो कड़ाही उतार लें। ठंडा होने पर छानकर रखें व 2-3 बूंद सुबह-शाम पुनः गुनगुना कर के डालें।
+ ताजा गो-मूत्र 2-3 बूंद सुबह-शाम डालें।

आयुर्वेदिक औषधियां

अपामार्गक्षार तेल, बिल्व तेल, दशमूल तेल, हिंगुत्रिगुण तेल, कर्ण बिंदु तेल का प्रयोग कर सकते हैं।

कान दर्द
(Otalgia)

कारण

कान के अंदर मैल फूल जाने, घाव हो जाने, कान में सूजन होने या संक्रमण के कारण कान में दर्द होता है। गले या नाक में संक्रमण होने पर समय रहते चिकित्सा न की जाए, तो उससे भी कान में संक्रमण हो सकता है।

लक्षण

कान का सूजना, कान से मल निकलना, कानों में रुक-रुक कर दर्द होना आदि।

घरेलू चिकित्सा

* तुलसी के पत्तों का रस निकालकर गुनगुना कर लें और दो-तीन बूंदें सुबह-शाम डालें।
* नीबू का रस गुनगुना करके 2-3 बूंद कान में डालें।
* प्याज का रस निकालकर गुनगुना करके 2-3 बूंद सुबह-शाम कान में डालें।
* बकरी का दूध उबाल कर ठंडा कर लें। जब गुनगुना रह जाए, तो इसमें सेंधानमक मिलाकर 2-3 बूंद दोनों कानों में टपकाएं।
* मूली के पत्तों को कूटकर उसका रस निकालें। रस की एक तिहाई मात्रा के बराबर तिल के तेल के साथ आग पर पकाएं। जब केवल तेल ही बचा रह जाए, तो उतार कर छान लें। कान में 2-3 बूंद डालें।
* कपूर व घी समान मात्रा में लेकर पकाएं। पकने पर उतार कर ठंडा कर लें व 2-3 बूंद कानों में डालें।
* आक के पत्तों का रस, सरसों का या तिल का तेल तथा गोमूत्र या बकरी का मूत्र बराबर मात्रा में लेकर थोड़ा गर्म करें और कान में 2-3 बूंदें डालें।
* लहसुन की दो कलियां छीलकर सरसों के तेल में डालकर धीमी आंच पर पकाएं। जब लहसुन जलकर काला हो जाए, तो उसे उतार कर ठंडा करें व छान कर। दो-तीन बूंदें कान में डालें।
* अदरक का रस, सेंधानमक, सरसों का तेल व शहद बराबर मात्रा में लेकर गर्म करके और गुनगुना होने पर 2-3 बूंद कान में डालें।
* आक की पकी हुई पीली पत्ती में घी लगाकर आग पर गर्म करें। इसे निचोड़कर रस निकालें व दो-तीन बूंदें कान में डालें।
* आम की पत्तियों का रस निकालकर गुनगुना करें व 2-3 बूंद कान में डालें।

आयुर्वेदिक औषधियां

महत्पंचमूल सिद्ध तेल, सुरसादि पक्व तेल का प्रयोग किया जा सकता है। रामबाण रस, लक्ष्मीविलास रस व संजीवनी वटी का प्रयोग खाने के लिए करें।

कान बहना
(Otorrhoea)

कारण

जुकाम, खांसी या गले के संक्रमण की चिकित्सा न की जाए, तो कान में भी संक्रमण हो जाता है। छोटे बच्चे जिनका गला खराब हो या खांसी हो, जब कान में मुंह लगाकर धीरे से कोई बात करते हैं, तो सांस के साथ रोग के जीवाणु कान में पहुंच जाते हैं। कान में फोड़ा-फुंसी हो, पानी, रुई या अन्य कोई बाहरी वस्तु कान में रह जाए, तो भी कान में संक्रमण हो सकता है।

लक्षण

रोगी के कान से बदबूदार स्राव या मवाद बाहर निकलती है।

घरेलू चिकित्सा

- लहसुन की 2 कलियां व नीम की दस कोंपलें तेल में गर्म करें। दो-दो बूंद दिन में तीन-चार बार डालें।
- 150 ग्राम सरसों का तेल किसी साफ बरतन में डालकर गर्म करें और गर्म होने पर 10 ग्राम मोम डाल दें। जब मोम पिघल जाए तो आग पर से उतार लें और इसमें 10 ग्राम पिसी हुई फिटकरी मिला दें। 3-4 बूंद दवा कान में सुबह-शाम डालें।
- 2 पीली कौड़ी का भस्म 200 मिली ग्राम व दस ग्राम गुनगुने तेल में डालें। छानकर 2-3 बूंद कान में डालें।
- नीबू के रस में थोड़ा-सा सज्जीखार मिलाकर 2-3 बूंद कान में टपकाएं। आग से उतार कर ठंडा करें व छानकर रख लें। 2-3 बूंद कान में डालें।
- 10 ग्राम रत्नजोत को 100 ग्राम सरसों के तेल में जलाएं। ठंडा होने पर छानकर रखें और 2-3 बूंद कान में डालें।
- धतूरे की पत्तियों का रस निकालकर थोड़ा गुनगुना करें व 2-3 बूंद कान में डालें।
- नीम की पत्तियों का रस 2-3 बूंद कान में डालें।
- तुलसी की पत्तियों का रस 2-3 बूंद कान में डालें।

◈ आधा चम्मच अजवायन को सरसों या तिल के तेल में गर्म करें। फिर आंच से उतार लें। गुनगुना रह जाने पर 2-3 बूंद डालें।

आयुर्वेदिक औषधियां

आरग्वधादि क्वाथ से कान को धोएं। पंचवकल क्वाथ या पंचकषाय क्वाथ का प्रयोग भी किया जा सकता है। समुद्रफेन चूर्ण का प्रयोग भी लाभदायक होता है।

त्वचा रोग

शीतपित्त
(Urticaria)

कारण

त्वचा में उभरे हुए, स्पष्ट किनारों वाले, खुजलीयुक्त लाल रंग के चकत्तों को शीतपित्त कहा जाता है। ये चकत्ते अस्थायी होते हैं। वातावरण में उपस्थित किसी भी तत्व भोजन, दवा, वस्त्र द्वारा शरीर में पैदा हुई असात्म्यता (एलर्जी) के कारण ऐसे चकत्ते शरीर में होते हैं। पेट में कीड़े होने पर भी ऐसे चकत्ते हो जाते हैं। जीवाणु संक्रमण के अतिरिक्त भावनात्मक उद्वेग के कारण भी यह संभव है। शीतल जल या वायु के संपर्क में आने से भी लक्षण प्रकट हो सकते हैं।

लक्षण

त्वचा में स्पष्ट किनारों वाले, खुजली युक्त उठे हुए उभार हो जाते हैं। गले या जीभ में सूजन भी हो सकती है। कभी-कभी सांस लेने में कठिनाई, सिर दर्द, पेट दर्द के लक्षण भी मिल सकते हैं।

घरेलू चिकित्सा

- यदि पेट में कीड़ों के कारण शीतपित्त के लक्षण प्रकट हुए हों, तो कीड़ों की चिकित्सा करें।
- नीम के पानी में नमक मिलाकर रोगी को पिलाएं व उलटी करा दें।
- 2 ग्राम अजवायन को दोगुने गुड़ में मिलाकर सुबह-शाम लें।
- 1 ग्राम नीम के पत्तों का चूर्ण घी में मिलाकर चटाएं।

159

+ सोंठ, पिप्पली, काली मिर्च व अजवायन सभी समान भाग लेकर कूट-पीस लें। आधा-आधा चम्मच सुबह-शाम लें।
+ 2 चम्मच अदरक का रस 15-20 ग्राम गुड़ के साथ सुबह-शाम सेवन करें।
+ 1-2 ग्राम गेरू 1 चम्मच शहद या घी में मिलाकर सेवन करें।

आयुर्वेदिक औषधियां

हरिद्राखण्ड, अमृतादिक्वाथ, सूतशेखर रस, त्रिकटु चूर्ण व अरटीप्लेक्स गोलियां (चरक) लाभदायक होती हैं।

फोड़े-फुंसियां
(Boils)

कारण

गर्मी के दिनों में अथवा अन्य कारण वश शरीर में फोड़े-फुंसियां निकल जाते हैं, जो बेहद कष्ट देते हैं। त्वचा की स्नेह ग्रंथियों से अधिक मात्रा में स्राव होने, खट्टे या मीठे पदार्थों का सेवन अधिक करने, शरीर की भलीभांति सफाई न करने आदि कारणों से शरीर में फोड़े-फुंसियां निकल आते हैं। गर्मी के मौसम में धूप में अधिक रहने या गर्मी वाले स्थान पर अधिक समय तक कार्य करने से आए पसीने से रोमकूप रुक जाते हैं। ऐसे में यदि किसी अच्छे साबुन से दिन में कई बार शरीर की सफाई न की जाए, तो रुके हुए रोमकूपों के नीचे फोड़े-फुंसियां बन जाते हैं। इसके अतिरिक्त त्वचा पर खुजलाने से यदि कोई क्षत हो जाए, तो जीवाणु संक्रमण से फोड़े-फुंसी हो सकते हैं।

लक्षण

शुरू में त्वचा पर लाल दानें बनते हैं, जिनमें दर्द व सूजन होती है। पकने पर फोड़े में मवाद बन जाती है–जो फूटने पर निकलती है।

घरेलू चिकित्सा

+ यदि फोड़ा निकलना शुरू हुआ हो, तो पीपल का पत्ता गर्म करके सीधी ओर से फोड़े पर बांध दें, फोड़ा वहीं बैठ जाएगा।

- कनेर की जड़ की छाल को पानी में पीसकर फोड़े पर लेप करने से फोड़ा फूट जाता है।
- 50 ग्राम गेरू व 3 ग्राम नीला थोथा मिलाकर बारीक पीस लें। पिसी हुई यह दवा 4 गुना सरसों के तेल में मिलाकर लगाएं।
- कचूर बारीक करके पीस लें व 1-1 ग्राम सुबह-शाम पानी के साथ खिलाएं।
- प्याज कूट-कूटकर तथा उसकी पुल्टिस बनाकर बांधने से फोड़ा जल्दी पक कर फूट जाता है।
- आटे में हलदी, गुड़ और सरसों का तेल मिलाकर पुल्टिस बांधने से फोड़ा जल्दी पककर फूट जाता है।
- नीम की 10 कोपलें सुबह खाली पेट चबाकर खाएं।
- रोगी को सहजन की सब्जी बनाकर खिलाएं। सहजन की जड़ की छाल को कूटकर और इसके पत्तों का रस मिलाकर फोड़े पर बांध दें।
- चिरायता रात को भिगो कर रखें, सुबह रोगी को पिलाएं।

आयुर्वेदिक औषधियां

सारिवाद्यारिष्ट, महामंजिष्ठाद्यारिष्ट, सारिवाद्यासव, खदिरारिष्ट, महामंजिष्ठादि क्वाथ आदि रोगी को दे सकते हैं।

पेटेंट औषधियां

साफी, सुरक्ता व एमीप्योर शर्बत, नीमेलिया सीरप, गोलियां, पाउडर व तेल (माहेश्वरी), निम्बोलीन कैप्सूल (संजीवन)।

दाद
(Ring Worm)

कारण

त्वचा का यह रोग फफूंदी के कारण उत्पन्न होता है। यह रोग शरीर में कहीं भी हो सकता है, लेकिन जांघ आदि स्थानों पर विशेष रूप से होता है।

लक्षण

त्वचा में खुजली होती है तथा संक्रमण के स्थान पर गोलाकार बाहरी सीमा वाला घेरा-सा बन जाता है, जिसमें दानें या पपड़ी-सी बन जाती है।

घरेलू चिकित्सा

+ दाद पर आक का दूध लगाएं।
+ नीम के पत्तों को दही में पीसकर दाद पर लगाएं।
+ हलदी को बारीक पीसकर पानी में मिलाकर लगाएं।
+ ढाक के बीजों को पीसकर दाद पर लगाएं।
+ सहजन की जड़ की छाल पीसकर लगाएं।
+ पपड़िया नौसादर व आंवलासार गंधक सममात्रा में तिल के तेल में मिलाकर अच्छी तरह घोट लें। नीम के पानी से साफ कर यह दवा दाद पर लगाएं।
+ आंवलासार गंधक व कपूर बराबर मात्रा में लेकर दोनों के पांच गुना मिट्टी के तेल में घोंटकर दाद पर लगाएं।

आयुर्वेदिक औषधियां

पारदादि मलहम स्थानिक प्रयोग हेतु व आरोग्यवर्धिकी वटी खाने के लिए प्रयोग करें।

पेटेंट औषधियां

स्किनेल मलहम (चरक)।

खुजली
(Scabies)

कारण

एकेरस स्केबीयाई से होने वाला यह एक छूत का रोग है, जो एक दूसरे के वस्त्र प्रयोग करने, एक ही बिस्तर पर सोने से परस्पर हो जाता है। शरीर के जिस भाग में त्वचा मृदु और पतली हो, वहां कृमि आसानी से प्रवेश कर जाते हैं। कलाई के आगे वाले भाग पर, बगलों, जांघों, अंडकोष, शिश्न व अंगुलियों के बीच में इस रोग का कृमि आसानी से प्रवेश कर जाता है।

लक्षण

शुरू-शुरू में खुजली होती है। खुजली का स्थान सर्वप्रथम हाथों में अंगुलियों के बीच में तथा हाथों के पीछे होता है। बाद में खुजलाने पर दानें बन सकते हैं। एक साथ रहने वाले कई व्यक्तियों में यदि खुजली के लक्षण हैं, तो यही रोग समझना चाहिए।

घरेलू चिकित्सा

नीम के पानी से नहा कर, पोंछकर 5-10 प्रतिशत वाले शुद्ध गंधक के मिश्रण का लेप करें। कपड़े भी गर्म पानी में उबालकर धोएं व तेज धूप में सुखाएं। शुद्ध गंधक को 8 गुना कड़वे तेल में मिलाकर भी लगा सकते हैं।

आयुर्वेदिक औषधियां

महामरिच्यादि तेल स्थानिक प्रयोग हेतु व शुद्ध गन्धक अथवा ब्राह्मी वटी खाने के लिए प्रयोग करें।

बिवाई
(Cracks)

कारण

आयुर्वेद में एड़ियां फटने की स्थिति का वर्णन विपादिका के नाम से किया गया है। इसमें अत्यधिक तकलीफ होती है तथा एड़ियों में दरारें पड़कर खून निकलने लगता है। पैरों की उचित देखभाल न होने से एड़ियों में बिवाइयां फटती हैं। यह बीमारी स्त्रियों में अधिक होती है, क्योंकि स्त्रियां अधिकतर चप्पल ही पहनती हैं।

लक्षण

एड़ियों में दरारें आकर फट जाती हैं। जिससे चलने में कठिनाई, जलन व दर्द होता है।

घरेलू चिकित्सा

+ रोज रात को गर्म पानी में नमक डालकर एड़ियों को डुबोकर रखें। कोई भी दवा उसके बाद लगाएं। नहाते समय भी पैरों को रगड़ कर साफ करें।
+ अजवायन को बारीक पीसकर व शहद में मिलाकर रात में बिवाइयों में लगाएं व सुबह उठकर गोमूत्र या स्वमूत्र से धो लें।
+ एरंड के बीजों को पीसकर बिवाई में लगाएं।
+ पुराना गुड़, मोम, सेंधानमक, गुग्गुल व राल सम मात्रा में लेकर बारीक पीस लें। इसमें दोगुनी मात्रा में गाय का घी मिलाकर मलहम बनाकर रख लें। रात को नमक मिले गर्म पानी से पैर धोकर, पोंछकर लगाएं।

आयुर्वेदिक औषधियां

सैन्फवादि लेप व मदनादिलेप का प्रयोग बिवाइयों की चिकित्सा हेतु करते हैं।

एथलीट पांव
(Athlete's foot)

कारण

यह रोग एक फफूंदी के संक्रमण के कारण होता है। उंगलियों के बीच के भाग की समुचित सफाई न होने, बगैर पोंछे जूते पहन लेने, दिन में अधिकांश समय जूते ही पहने रहने आदि कारणों से यह रोग होता है। इसके अलावा अधिक समय तक पानी में पांव भीगे रहने से भी यह रोग हो जाता है।

लक्षण

इस रोग में पांव की उंगलियों के बीच में छाले व घाव हो जाते हैं, जिनमें से पानी निकलता है। उंगलियों के बीच का भाग गल-सा जाता है और पैरों में से दुर्गंध आने लगती है।

घरेलू चिकित्सा

+ जुराब व जूते साफ रखें, जूतों में बंद पैरों में हवा लगती रहे, ताकि पसीना न आए।
+ गर्म पानी में नमक डालकर सुबह-शाम उंगलियों को साफ करें। जुराब, जूते अच्छी तरह पोंछ कर पहनें।
+ हलदी को बारीक पीसकर सरसों के तेल में मिलाकर लगाएं।
+ नीम का तेल लगाएं।

मस्से
(Warts)

कारण

शरीर के किसी भी हिस्से में त्वचा से बाहर अंकुर के रूप में मस्से उभर आते हैं। यह वायरस जन्य रोग है जो विशेष चिंता, तनाव आदि मानसिक भावों के कारण विशेष रूप से होता है।

घरेलू चिकित्सा

+ धनिया, लोध्र और तज समान मात्रा में लेकर पानी के साथ पीसें व मस्सों पर लेप करें। धनिया अकेले भी पीसकर लगा सकते हैं।
+ सीपी की राख सिरके में मिलाकर लगाएं।
+ चूना और घी बराबर मात्रा में लेकर फेंटकर रख लें व दिन में तीन-चार बार लगाएं।
+ एरंड के तेल की मालिश सुबह-शाम करें।
+ अदरक का रस और चूना मिलाकर मस्सों पर लगाएं।

आयुर्वेदिक औषधियां

काशीशादि तैल का प्रयोग लगभग 2 सप्ताह तक करें।

कुनख
(Tinea Unguium)

कारण

यह फफूंदी के संक्रमण से होने वाला रोग है, जिससे नाखून में विकृति आ जाती है। नाखून में संक्रमण फैल जाने के बाद नाखून मोटा व कुछ सफेद, भूरे रंग का हो जाता है। नाखून कुछ ऊपर भी उठ जाता है। नाखून के अगले सिरे के नीचे छिलकों का एक धूसर रंग का ढेर-सा दिखता है। नाखून बाद में खुरदरा और भंगुर होता चला जाता है।

लक्षण

नाखून में संक्रमण मंडल (सोरायसिस) रोग में भी होता है, परंतु दोनों में अंतर है। यदि फफूंदी का संक्रमण है, तो नाखून आगे से पीछे की ओर बढ़ता है। मंडल रोग के कारण नाखून में होने वाली विकृति में नाखून विवर्ण, मोटा व गढ़े प्रकार का होता है।

घरेलू चिकित्सा

- नाखून में सुहागे का चूर्ण भर दें।
- एक चम्मच त्रिफला चूर्ण रात को सोते समय पानी के साथ लें व त्रिफले के पानी से नाखून धोएं।
- नीबू का रस नाखूनों पर रगड़ें।
- यदि मंडल के कारण नाखूनों में विकृति हो, तो मंडल चिकित्सा के अंतर्गत वर्णित दवा प्रयोग करें।

सफेद दाग
(Leucoderma)

कारण

शरीर पर सफेद चकत्तों के रूप में दिखने वाला यह रोग है। इसमें शरीर के वे अंग जहां चकत्ते हैं, बाद में जाकर शून्य हो जाते हैं।

त्वचा की कोशिकाओं में रंजक तत्व 'मैलेनिन' की न्यूनता होने से यह रोग होता है। आयुर्वेद में इसका श्वित्र के नाम से उल्लेख आया है। सूर्य की अल्ट्रावायलट किरणें इस रोग की उत्पत्ति में सहायक होती हैं। आनुवंशिक रूप से भी इस रोग की प्रवृत्ति पाई जाती है। रक्त में तांबे की कमी भी इस रोग की उत्पत्ति में मुख्य कारणों में से है।

लक्षण

शरीर के किसी भी भाग की त्वचा सफेद रंग की हो जाती है।

घरेलू चिकित्सा

इस रोग में खटाई का पूर्णतः परहेज करें तथा धूप से बचें। नमक रहित भोजन से जल्दी आराम मिलता है।

+ बावची के तेल की 10 बूंदें बताशे में डालकर सुबह खाली पेट रोगी को खिलाएं।
+ अंजीर के पत्तों का रस सुबह-शाम लगाएं।
+ करेले का 4-4 चम्मच रस सुबह-शाम लें।
+ कलौंजी के बीज पानी में पीसकर प्रभावित स्थान पर लेप करें।
+ आंवले का रस 4-4 चम्मच सुबह-शाम लें या आंवले का चूर्ण 2-2 चम्मच सुबह-शाम लें।
+ आधा-आधा चम्मच चंदन का चूर्ण सुबह-शाम दूध या पानी के साथ लें।
+ सूरजमुखी का तेल सुबह-शाम एक-एक चम्मच की मात्रा में पिएं।
+ नीम का तेल और चालमोंगरा का तेल समान मात्रा में मिलाकर रख लें और प्रभावित स्थान पर सुबह-शाम लगाएं।
+ कुटज की छाल का चूर्ण 1-1 चम्मच सुबह-शाम लें।
+ सहिजन या करेले जैसी कड़वे स्वाद वाली सब्जियों का प्रयोग करें।

आयुर्वेदिक औषधियां

सोमराजी योग, सोमराजीबीज घृत, बाकुचीहरीतकी चूर्ण, बाकुच्चादिवटी तथा कुष्ठराक्षस तेल का उपयोग किया जा सकता है।

पेटेंट औषधियां

पिगमैन्टो गोलियां (चरक), आमलकी रसायन (वैद्यनाथ)।

मंडल रोग
(Psoriasis)

कारण

भावनात्मक उद्दीपन के साथ शरीर में रक्त की अशुद्धि होने से यह रोग होता है।

लक्षण

बाहरी वस्तुओं के संपर्क में अधिक आने वाले कोहनी, घुटने, कमर व पीठ आदि अंगों पर स्पष्ट किनारों वाला, ऊपर उठे हुए छोटे-छोटे दानें निकलते हैं, जिन पर सफेद रंग का छिलका होता है। ये सूखे-से एवं लाल रंग के होते हैं। आकार में धीरे-धीरे बढ़ते हुए इसका व्यास लगभग 3 से. मी. तक हो जाता है। आकार में बढ़ते जाने से आसपास के दानें मिलकर जाल की तरह दिखते हैं। ये प्रायः शरीर में दोनों ओर आमने-सामने निकलते हैं। आकार में गोल होने के कारण ही आयुर्वेद में इस रोग को मंडल के नाम से कहा गया है। जहां-जहां चकत्ते बनते हैं, वहां बाल नहीं रहते।

घरेलू चिकित्सा

1-1 चम्मच कुटे हुए कुटकी व चिरायता लेकर चीनी मिट्टी या कांच के बरतन में एक कटोरी पानी में रात को भिगो दें। सुबह पानी निथार कर व छानकर पी लें। पुनः उस पात्र में अगले दिन के लिए पानी डाल दें। एक बार का डाला चिरायता व कुटकी चार दिन तक प्रयोग में लाएं व चार दिन के बाद उसे फेंक दें। इस प्रकार हर चार दिन बाद दवा बदलते रहें। लगभग दो माह के प्रयोग से रोग ठीक हो जाएगा।

* गोपाल कर्कटी के फल को पीसकर उसका रस लगाएं।
* बादाम को पीसकर थोड़े-से पानी में इतना उबालें कि वह चटनी की तरह गाढ़ा हो जाए। इसे रात को सोते समय लगाएं व सुबह उठकर धो लें।

- नीबू का रस लगाएं।
- एक चम्मच चंदन का चूर्ण एक गिलास पानी में उबालें। एक तिहाई रह जाने पर इसे उतार लें व ठंडा होने के बाद एक चम्मच गुलाब जल मिलाकर पिएं। ऐसी एक मात्रा दिन में तीन बार सेवन करें।
- करेला, सहिजन, नीम के फूल आदि स्वाद में कड़वे आहार द्रव्यों का प्रयोग करें। नमक, दही, मिर्च-मसालों का परहेज करें।

आयुर्वेदिक औषधियां

कुष्ठराक्षस तेल, गुग्गुल तिक्कतक घृत, चित्रक गुटी, राजराजेश्वर रस, चित्रकादि लेप, गण्डौरादि लेप का प्रयोग इस रोग में सफलतापूर्वक किया जा सकता है।

कुष्ठ
(Leprosy)

कारण

यह रोग माइकोवैक्टीरियम लेप्री नामक जीवाणु के संक्रमण से फैलता है। शरीर में प्रविष्ट होने के तीन-चार वर्ष बाद इसका संक्रमण त्वचा में प्रकट होता है। रोग का जीवाणु रोगी के रोगग्रस्त भाग में तथा नाक के स्राव में पाया जाता है।

लक्षण

प्रारंभ में रोगी के शरीर के विभिन्न अंगों में खुजली होने लगती है। धूप में जाने या थोड़ी-सी मेहनत करने पर त्वचा में जलन होने लगती है। धीरे-धीरे त्वचा सुन्न होने लगती है और उसमें लाल-लाल चकत्ते बनने लगते हैं, जिनमें से मवाद निकलने लगती है। बाद में इस जगह पर घाव बन जाते हैं।

घरेलू चिकित्सा

- शरपुंखा का अर्क 6-7 चम्मच की मात्रा में दिन में तीन बार रोगी को दें।
- मेहंदी के 20 ग्राम पत्ते रात को पानी में भिगो दें। सुबह अच्छी तरह से पत्तों को मसलकर छान लें और शहद मिलाकर रोगी को खाली पेट खिलाएं।
- एक भाग मीठा तेलिया व दो भाग काली मिर्च लें। इन दोनों के बराबर काली हरड़ लें। काली हरड़ के बराबर ही चित्रक की छाल लें। इनको

बारीक पीसकर इसमें थोड़ा-सा गाय का घी मिला लें। अब इसमें चार गुना शहद मिलाकर अवलेह बना लें। एक चम्मच दवा खाली पेट गुनगुने पानी के साथ रोगी को दें।

- एक चम्मच आंवला चूर्ण को एक चम्मच गाय के घी व 2 चम्मच शहद के साथ मिलाकर दिन में तीन बार दें।
- काले तिल व बावची के बीजों की मींगी का चूर्ण बराबर मात्रा में कूटकर रख लें। एक-एक चम्मच चूर्ण सुबह-शाम बराबर की मात्रा में शहद के साथ लें।
- गिलोय का 2 चम्मच रस खाली पेट रोगी को दें। फिर थोड़ी देर बाद 2 चम्मच काले तिल रोगी को चबाने को दें। ऊपर से मिसरी मिला हुआ पाव भर दूध रोगी को पिलाएं।
- तुलसी की 10-15 ताजी पत्तियां पीसकर आधा पाव दही में मिलाकर सुबह-शाम रोगी को खिलाएं। दही के विकल्प के रूप में 4 चम्मच शहद का प्रयोग किया जा सकता है।
- काली मिर्च, आंवला, गोमूत्र में शुद्ध की हुई बावची, हरड़ की छाल व बहेड़े की छाल प्रत्येक एक भाग तथा नीम के फूल, पत्ते, जड़ व बीज प्रत्येक दो भाग लें। सबको पीसकर, छानकर लें। एक-एक चम्मच दवा प्रातः व सायं चार चम्मच मंजिष्ठादि क्वाथ के साथ दें।
- रोगी को करेला, जिमीकन्द, बथुआ व लहसुन का प्रयोग अधिक कराएं। खटाई व मीठे का पूर्णतः परहेज कराएं।
- नीम व चालमोंगरा का तेल बराबर मात्रा में मिलाकर रख लें व सुबह-शाम घावों पर लगाएं।
- केले की जड़ को सुखाकर व जलाकर पीस लें। 1 ग्राम यह दवा एक चम्मच शहद मिलाकर सुबह-शाम लें।

एग्जिमा
(Eczema)

कारण

इस रोग में त्वचा पर छोटे-छोटे दानें या चकत्ते बन जाते हैं, जिनमें खुजली व जलन होती है। आयुर्वेद में पामा के नाम से इस रोग का वर्णन किया गया है।

किसी भी द्रव्य के प्रति शरीर में असात्म्यता (एलर्जी) उत्पन्न होने से यह रोग होता है। तनाव, चिंता, आदि मानसिक विकार भी रोग की उत्पत्ति में सहायक कारण हैं। आनुवंशिक रूप में भी यह रोग पीढ़ी-दर-पीढ़ी चलता है। धूप, साबुन, ऊनी या सिंथेटिक कपड़ों से भी एलर्जी उत्पन्न हो जाती है।

लक्षण

खुजली व दानें पड़ना, दोनों ही मुख्य रूप से इस रोग के लक्षण हैं।

घरेलू चिकित्सा

* पके केले के गूदे को नीबू के रस में पीसकर दानों पर लगाएं।
* कटहल के पत्तों को पीसकर लेप करें।
* तुलसी की 20 पत्तियां सुबह खाली पेट चबाएं।
* पाव भर सरसों का तेल लोहे की कड़ाही में उबालें। जब उबलने लगे, तो उसमें 50 ग्राम नीम की कोंपलें डाल दें। जब नीम की कोंपलें जलकर काली पड़ जाएं, तो कड़ाही उतार लें व तेल को छानकर रख लें। दिन में 2-3 बार यह तेल लगाएं।

आयुर्वेदिक औषधियां

सिंदूरादि तेल, दूर्वादि तेल, हरिद्रादि तेल, मरिचादि तेल, गंधक पिष्टी तेल व तुम्बरू आदि चूर्ण का स्थानीय प्रयोग इस रोग में करते हैं।

www.ingramcontent.com/pod-product-compliance
Lightning Source LLC
Chambersburg PA
CBHW050407030726
47503CB00006B/2072
9789381448663